U0224301

北京协和医学院教育教学改革立项项目

职业化关系
巴林特小组的理论与实践

Professionelle Beziehungen
Theorie und Praxis der Balintgruppenarbeit

［德］ Heide Otten 著

曹锦亚 魏 镜 译

中国协和医科大学出版社

图书在版编目（CIP）数据

职业化关系：巴林特小组的理论与实践／Heide Otten［德］著. —北京：中国协和医科大学出版社，2015.6

ISBN 978-7-5679-0366-1

Ⅰ. ①职… Ⅱ. ①H… Ⅲ. ①职业化-理论实践 Ⅳ. ①R723

中国版本图书馆 CIP 数据核字（2015）第 567890 号

著作权合同登记号：01-2015-2435

北京协和医学院教育教学改革立项项目，编号：2013zlgc0113

职业化关系：巴林特小组的理论与实践

原　　著：［德］Heide Otten
翻　　译：曹锦亚　魏　镜
责任编辑：顾良军
出版发行：中国协和医科大学出版社
　　　　　（北京东单三条九号　邮编 100730　电话 65260431）
网　　址：www.pumcp.com
经　　销：新华书店总店北京发行所
印　　刷：中煤（北京）印务有限公司

开　　本：700×1000　　1/16 开
印　　张：9
字　　数：110 千字
版　　次：2015 年 6 月第 1 版
印　　次：2017 年 7 月第 2 次印刷
定　　价：58.00 元

ISBN 978-7-5679-0366-1

作　者

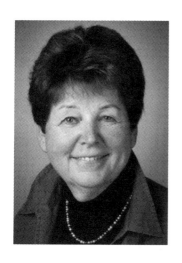

　　海德·奥登（Heide Otten）医学博士

　　1944出生。1964~1970年在哥廷根和慕尼黑学习医学。1972年至马克思－普朗克精神研究所深造，师从 Norbert Matussek 教授。她有3名子女，分别生于1969年、1973年和1978年。自1979年起，在 Wienhausen 自我执业做家庭医生，自1991起只从事心理治疗。自1991年起担任德国巴林特协会主席。自2001年至2007年为国际巴林特联盟（International Balint Federation，IBF）主席。

序

此译著献给所有孜孜不倦探索中国医患关系的人，献给兢兢业业为中国医疗事业奉献着的人。

巴林特小组是一项聚焦于职业化医患关系的工作形式。小组工作着眼于促进医生对医患关系全面而深刻的认识，促进医生意识到自己会像药物一样对患者发生着作用，促进医生的行医风格甚至个人人格发生重要且有益的变化。从20世纪50年代巴林特医生在英国伦敦首先提出这一工作方法以来，至今已逐渐成为欧美国家医学教育及培训的必修课程。巴林特小组工作十年前由德国的 M. Wirsching 和 K. Fritzsche 医生等专家引入中国，迅速地受到各专业领域临床工作者的欢迎。巴林特小组在中国受到欢迎，这一现象折射的是当前临床工作中医生们普遍的苦恼，反映出医生们对医疗决策和医患关系中的各种犹豫和不安。这是痛苦的，这样的痛苦在医患关系模式变化的大背景下定然更为强烈。

大乘佛教讲"不舍众生，不住涅磐"。我在一次次的巴林特小组工作中，听到医生们在面对各种医疗本身或以外的难处时，虽然有无奈、有挣扎，但在更深处，医生们是有菩萨心的。"不舍众生"，再难也要做好医生。若不如此，也不会有挣扎。

正如医生都希望患者病愈，不再需要医生。我多么希望有一天医生们不再需要巴林特小组。但在此之前，真诚卑微地希望巴林特小组工作能够帮助助人者。若如此，真算是功德一件。助人是需要规范和有效之方法的。H. Otten 医生在本书中以自己的渊博为内涵，以前国际巴林特联盟主席的观察为外延，对巴林特工作的理论依据和操作技术进行了深入细致、引人入胜的阐述，为开展巴林特工作提供了直接和可靠的支持。

感谢吴文源、赵旭东教授牵头的中德培训项目使得巴林特小组工作得以引入中国；感谢给中国巴林特小组工作带来无限情感和技术支持的 K. Fritzsche、H. Otten、D. Neese、A. Elder、L. Sullivan、L. Lovel-Simons、M. Granek-Catarivas、D. Mattke 等国际巴林特联盟的专家；深深感谢所有参加巴林特小组工作的中国同事们。

　　本书的德中翻译得到李晨女士的校对润色，致以满心谢意！

魏　镜

2015 年 5 月 31 日星期日，于北京

前　言

"罗马人究竟为我们做了什么？""没什么"，这是巴林特的一个学生在几年前伦敦的全科医生皇家学会的一次报告上的简洁答案。当然，在经过深入思考后，他修订了这个虚无否定的判断。随着古罗马的权力播散，出现了一个文明，直至今日仍影响着欧洲。你只需要想一想你在学校学习的或者可以学习的语言：拉丁文作为欧洲的母语，有着很多的支系语言。或者你想一想交通道路，想想罗马人建立的街道也许超越我们这个时代的宏伟街道。或者想想法律，直到拿破仑才需要对它调整以适应现代需求。

但约翰·萨林斯基（John Salinsky）在伦敦的报告会上很快就表明了真意，他并不是要谈罗马人，而是要谈精神分析师。医生尤其是全科医生应该感谢他们作出的贡献。一度有人认为精神分析师对我们、对医生而言毫无用处，约翰·萨林斯基对此进行了驳斥。精神分析对全科医生而言尤其有用。巴林特尝试将一些彼此相关甚少的学科联系起来。他谈到，要"告别和重新开始"，亦即告别旧的思维和行为模式，开始更好的伙伴关系。巴林特一直寻找针对问题和矛盾的全新解决方法。医患关系中的这些问题和矛盾正是由无知演变为放任和病态。

奥登（Otten）医生认为，不仅个人的无意识，卫生系统的结构（不光在德国）也会对医患关系有影响。她基于数十年的自身实践经验以及与医生、医学生们的巴林特工作经验写道："从这一领域产生的情绪，比如焦虑、不安、不信任、无助、生气、超负荷、效能低下，均会进入医患关系。自身超负荷的医生不会给予不信任医生的患者以注意和共情，而这些对于建立信任和公开是非常重要的。而从感觉不安全的患者那里无法期待依从性——合作和遵守治疗，而这对于治疗的成功又是非常重要的。"（第2章）

巴林特认识到前意识和无意识立场的力量。他预言医生和患者之间会有争论。他写道："我们精神分析师自己就在用不同的语言讲话，患者也在用不同的语言对我们说话。"他认为需要一套词汇表让两者间相互理解。奥登的书里不只是一套这样的词汇表，就像罗马人那样有一些东西留在背后。这些东西我只能试着用巴林特自己的话去捕捉。他的母语是匈牙利语，他的科学语言是精神分析和……

巴林特写道，他希望用他最为理解的语言，即精神分析，来翻译其他的语言。我在这里不会谈论移情和反移情、阻抗和节制。我将精神分析理解为一个亲密的语言，两个人之间的语言，在不同灵魂的深沟裂壑间建立起一道"相互理解"的绳索。这里我抓到了 primary love（原爱）这个概念，翻译成德语是 Urformen der Liebe（爱的基础形式）。这个第一关系被认为是母亲及其婴儿之间的关系。弗洛伊德以保持一定距离的方式将母亲比作"满足需要的客体"，温尼科特（伦敦的一名儿童和青少年精神科医生和精神分析师，也是巴林特的朋友）则谈到的是"母亲的抱持功能"以及做一个"足够好的母亲"。这是追求完美主义的一剂良药。完全主义可能给亲子关系或者医患关系带来很大压力。巴林特说："当在未分化的环境中出现客体，小孩子有两种反应可能或者说发展可能。"巴林特是用希腊语（一种罗马人曾学习但不曾掌握的语言）来描述这些事物：文明。他借用希腊语和现代依恋理论创造了这两个概念：Oknophilie 和 Philobathie（希腊语 Oknos＝洞穴，philein＝爱；batho 更准确是 baino＝迈足，跨越，游走，离开）。一个是 Oknophilie 的人的最重要目标是靠近客体（母亲）；而是 Philobathie 的人在母亲身边是感觉更安全，但同时有各种新的能力应对以后人生中复杂的人际和现实环境。

奥登医生的《职业化关系》是一本极为明白晓畅的著作，我为什么要在其前言中写这些呢？Oknophilie 是比喻与疾病的链接还是与一个特殊的小组工作的链接？我是如此地喜欢 Philobathie，而奥登医生就是这样的化身。她坚持寻找新的可能性，将原爱整合——或者说翻译——进入医疗日常工作中，就像她将雕塑工作加入到巴林特工作中（第9章）。奥登博士对将巴林特工作从德国传播到国际上所做的贡献几乎无人可及。

第一关系，原爱，用于医患关系中，被巴林特——就像一个真正的英国人一样——翻译得相当枯燥："双方投资公司"。这是一个漂亮的幌子。他警告医生注意"使命"、还有永远都比患者知道更多的幻觉——或者毛病（？）。这就是所谓的家长制作风。现在的医患关系趋势是伙伴型医患关系，患者和医生是合作的分工关系。一方负责控制自己的情绪，另一方负责检查。医生可以建议如何处理疾病，但是我作为患者必须学习。我只能说我的感受怎么样。奥登医生谈到"参与决策"。这是我在*原爱*和*双方投资公司*概念背后读到的。关于职业化关系，我们可以从彼此那里学到很多。巴林特在他的"对关系的培训暨研究"要求医生进行这样的学习。这就是这本书的主题。

这本书可以帮助我们克服我们这个时代"卫生系统的野蛮"；换言之，将患者的真正健康知识以及他们与疾病和生病这个状态相处的自身经验，与医生和帮助他们的人的专业知识结合起来——就像将罗马的文明和希腊的文化结合起来。

E. R. Petzold

德国库斯特丁根 2011 年 2 月 9 日

致　谢

感谢 Werner Schwidder。他在哥廷根的精彩讲课（1964~1967）激发了我对心身医学的兴趣，并唤起了我内心的一个问题："对那些我已经解决了其躯体症状的患者，我能给予他们什么？"这个问题伴随我的医疗工作并最终让我走向心理治疗继续培训。

感谢 Hans Lauter。当我在哥廷根的精神科门诊（1966）学习时，他鼓励我去慕尼黑的马克斯－普朗克精神研究所学习并在那里努力完成博士学业。

感谢 Norbert Matussek。作为我的博士生导师（1968~1972），他让我更了解精神科的自然科学属性，并在一项试点项目中对抑郁患者的神经递质代谢进行研究。

感谢他的兄弟 Paul Matussek。他在马克斯－普朗克精神研究所关于"对精神病的心理治疗"的讲课（1968~1970）促使我思考精神障碍的精神动力学属性——当年在马克斯－普朗克研究所的同事们中，这是一个信条（也会开玩笑："你保证你也是 Matussek 协会的吗？"）

感谢 Werner Stucke。在我做全科医学工作的最初几年里，他唤起了我参加巴林特工作的巨大兴趣，并且他作为精神科医生非常注意保持底线，不要讲每个疾病和每位患者都"心理化"，而是要有躯体医学、自然科学知识作为框架，分辨社会现实和精神病因。

感谢 Margarete Stubbe。我从她与人亲密接触的方式中知道要和缓使徒一般的激情。医患关系在医学中处于中心位置，但不要将其视为万能药。

感谢 Ernst Petzold。他以他广博的知识和兴趣总是在讨论中给我新的冲动和视野。他耐心审读了我的文稿并提出了宝贵意见。

感谢我的孩子和侄儿们。他们都已经是各个学科的年轻医生（Stephan：颌面外科专科医生；Volker：骨病和创伤专科医生；Karoline：儿科专科医生；Tina：全科医学专科医生；Julia：内科、内分泌科医生；

Anette：儿科专科医生），让我有了更实际的医学临床工作视角，让我的关系工作更加平衡。

尤其感谢我的女儿 Karoline。她耐心、善意挑剔地读完全书，并以她的专业视角给了我重要的想法和建议。

促成本书的是 Springer 医学出版社的高级编辑 Monika Radecki 女士以及 Springer 医学图书出版社项目经理 Sigrid Janke 女士。她们耐心地鼓励和陪伴这本书的成长和完成。感谢她们以及 Kirsten Pfeiffer 女士细心审校。

最后，我还要感谢国内外的所有同事们。在我 20 年的巴林特小组长工作期间如此开放地报告和讨论、幻想和自由联想，也让我能够将这些经验通过这本书继续传播。

在这 20 年里，已经有大约 3000 次小组会议和同样非常多的医患关系报告：从德国巴林特协会（Deutsche Balint Gesellschaft，DBG）的研讨会，从在欧洲、美国、澳大利亚的国际会议，到与各大学的学生们以及临床和门诊的各种小组所进行的探讨。这些小组既有同质的，例如只有精神科医生、只有全科医生、或只有教师），也可是异质的（包括各个专业的医生、社会工作者、心理工作者、音乐治疗师、理疗师、教师、牧师、芳香治疗师、护士和护工等）。小组工作并非一成不变。每个小组和扮演都有其特殊之处、惊喜之处、意外之处。巴林特小组是创造性的，允许自发性和随机性。正如巴林特所说："自由去想"（think fresh）。

虽然萍水相逢，但我在小组成员中体会到了共情、包容和善意。因此，我向每一个小组成员致以特殊的感谢。

海德·奥登（Heide Otten）
德国维恩豪森，2011 年 3 月 30 日

目　录

■ 第 1 章
引　言

　　信息时代一方面使得专业人士和外行之间的差异不断缩减，另一方面使得专科医生的专业趋窄趋深。

　　我们变得更加依赖于网络和团队合作。医患职业化关系也有了一个新的性质。亲密的助人者-求助者二元关系在求助者与助人者团队的网状关系中日益消弭。患者及其系统（家庭、朋友和网络）常面对着一组专业人士。可能每个医生都很有能力，但是一组医生可导致"责任稀释"，这正如巴林特之前所言（Balint 1957）。在一组医生共同面对患者时，谁会感觉自己必须对那些性命攸关的决定负责呢？沟通是如何发生的？情绪有什么样的意义？

　　另外，团队中各成员之间的职业化关系也发生一定作用，影响到医患双方关系。

　　在当今的医学中，对共同参与决策（shared decision making）的要求不少见——且不说常常不现实——与患者希望被照料、被拯救、卸下责任的感受和愿望相矛盾，而这些矛盾的意向无意识地影响着关系构架。这样的矛盾可能产生内心冲突。

　　关系分析可以给这些无意识的潜流一个正面的方向。我理解这个求助者正处于什么样的冲突么？我有没有看到症状、对抗、防御背后是什么？什么样的影响决定了我在这个关系中的姿态？社会系统（工作圈子、医院、公共卫生、社会等）对医患双方关系又有着什么样的影响？

　　米歇尔·巴林特（Michael Balint，1896~1970）是一名医生、生化学家和精神分析师。他在20世纪50年代与全科医生一起发展了小组分析方法，着眼于澄清医患互动中的关系问题和更好地理解疾病。

他将这样的工作小组称为"培训暨研究小组"，并且提出这样的小组既可用于对医生的深造和继续教育，也可用于研究医生对患者的作用（"医生即是药"）。巴林特用"科学的方法"工作，也就是说，基于开放原则和批判能力，对已有认识进行持续的情感上和理性上的验证、修正、改变，从而推动认识的不断发展。这一分析性小组工作直至今日仍得到认可。一般认为，"巴林特小组"在结构化和保障、理智和情感平衡的框架下持续带来新的、令人意外的认识。

这一方法也被用于其他社会职业中，以更好理解关系问题、看到表象的背后以及影响外在的和内在的现实。教师们尤其可以从中获益，理解他们与学生以及家长的关系。这并不是意味着可消除不和谐、观点差异或者愤怒、嫉妒、无力感等所有不愉快情绪，而是让上述现象得到呈现和利用。被我们意识到的，不能够再次被推回到无意识中。

在阐述巴林特发展的思想之前，首先有必要简短回顾一下医学史，以理解各个历史时期直至巴林特时期和我们当下的医患关系变迁过程。

自然科学知识越贫乏，施救者、医生个人以及信念、巫术、神话、宗教和自然等对患者的影响也就越大。科学知识的进步及其在医学中的应用使得个人的作用在患者治疗中的意义明显减弱。但我们仍然有这样的体会：对于人这样一个社会存在，与医生的互动或者说与医生这个人的关系仍和以往一样起着重要的作用。

巴林特说："显然这不是医学史上第一次（小组）讨论很快得到这样的认识：医生本人是最常用到的药物"；"医生本身就像药物一样发生着作用，包括治疗作用和副作用"（Balint 1957）。

关注人、令人信任、理解人、给人有用的信息——这是患者对医生的期待。开诚布公、信任人、讲理——这是医生对患者的期待。

只有这样才能搭建一个理想的关系架构：使患者获益，使诊治更轻松，使得医生的聪明才智能够用于关注和照料患者，对病程产生正面的影响。

"一种令患者觉到有益的关系是对治疗预后最重要的非特异性作用因素。"（Balint 1957）

日复一日的工作使得人际相处变得艰难。没有时间，没有宁静。在诊室内不仅有着医患双方关系，还有各种内在和外在事物起着作用。并且人们通常不会意识到这些事物的存在：什么情绪控制着访谈？我如何能利用这一情绪，或者这个情绪是负面作用的？我是不是把从其他来源的气愤、焦虑、沮丧、偏见带进了这个关系中？而我对面的这位又带来了什么样的情绪？如果这些坏情绪一直存在，会产生什么样的影响？

这些问题是值得我们思考的。

而且这不仅发生在医患关系中。任何涉及助人者和求助者的职业化关系都是如此。例如，教师和学生、律师和客户、牧师和求助者、社会工作者和他们的服务对象等。

紧张的关系对双方而言都是压力；澄清这些关系有助于心理健康，使得日常工作更轻松。这一澄清过程一方面引导我们进行自我反思：我这部分的原因是什么？为什么我和这个人相处时感觉这么难？我要理解自己。另一方面可以促进角度变换：他会想要怎么做？他正处于什么样的处境？他期待从我这里获得什么？

我们知道，令人不满的关系状态是非常累人的，更遑论给人带来疲劳、精神负担和疾病。

以其创造者命名的巴林特小组的目的就是预防上述状况的发生。Dankwart Mattke 说，这是"精神分析的最有活力的应用形式"（Mattke 2009）。

因而有必要将这一澄清过程清楚地予以介绍，本书将致力于此。

小组工作已经证明可用于关系分析。每个小组成员将各自的视角带到提出的医患关系中，进而呈现医生及其圈子、同样还有患者及其网络的视角，从而出现不同的画面。

这样的小组工作方式对其他想要澄清关系的职业也是适用和有益的，这已经得到了实践证明。

巴林特的《医生、他的患者及所患疾病》（1957）面世已经有超过 50 年，这方面已经有了非常多的文献。这里您只会遇到其中很少的一部分。本书希望通过实践中的例子和它们的具体过程促使读者对这一方法、其他讲座、特别是自己亲自体验产生兴趣。

本书（德语版）中为便于阅读，我将选择或者用中性或者用传统的男性语言形式。

第2章
医患关系变迁

疾病与健康

疾病与健康一直是人类的重要主题。这也体现在历史写作、艺术和文学中。

自然科学知识越少，信仰、神秘、宗教、哲学和自然的意义就越大。

自然治愈，医者贪天之功为己有。

2.1 古典时代

在正确的时间做或者允许正确的事情

医生治疗，自然治愈（Medicus curat, natura sanat）。希波克拉底（公元前 460 年~370 年）如此记述。

他将医生看成助人者，即起到支持作用的伴随者。并不是医生，而是患者的自愈力量和自然的治愈力量战胜了疾病。医生提供知识和经验。疾病的变化需要时间。如果不注意到这点，就会带来损害，而不是益处。一个好的医生关注自然进程，并鼓励患者也这么做。他陪伴患者，并提供其治疗艺术。哲学和科学形成了古典时代的医学基础。和谐和被看作是健康的前提。疾病出现于体液的不和谐。医生帮助体液重回正确的混合比例，重建和谐。治疗的艺术是在正确的时间做或者允许正确的事情。

人类终生在健康与疾病间摇摆；医生是领航员，帮助人类维持平衡；完全的健康是不现实的，完全的疾病意味着死亡。当医生不再能提供帮助和治疗，当死亡临近，他便离开，将垂死者交予神父。这里，医术的界限很清晰，并得到尊重。

梦与谈话

古典时代的医生将心理因素看成是疾病变化和治疗中的一个基本部分，在治疗中会考虑到这一点。因此庙宇也是疗养所，患者可以在此过夜。梦和谈话在治疗中扮演着不可或缺的角色。很可能所有的心身疾病都是这样治疗的。

医术的基础是富有爱心地与人接触，以及有正直的助人之心。

因此，我们有必要重温《希波克拉底誓言》："我要竭尽全力，采取我认为有利于病人的医疗措施，不能给病人带来痛苦与危害。"

"……我要清白和虔诚地行医和生活。"

为人类服务

今天仍有效的《Genf 宣言》中（1994 年最终版）要求："当我进入医学职业，我喜悦地宣誓：我的生命用于为人类服务……我的患者的健康应是我的治疗的首要责任……"

行为规范的一个重要部分是针对医生这个人的：有对治疗者的生活进行规范的戒律。"这些是医生的真实义务：在帮助任何人之前，先要治疗他自己的精神，帮助他自己"。（Epitaph，古雅典医生/引 Häfner 2007）

有一套规范就像行为准则，规定着一些禁令：不伤害病者，保守秘密，不引诱患者，不助人死亡。医生不做外科手术："凡患结石者，我不施手术，此则有待于专家为之。"（《希波克拉底誓言》）

2.2　旧约

纯洁和上帝赞许的生活

在公元前 8 至 3 世纪写成的《旧约》中包括了一些健康戒律和行为规范，至今仍在犹太教正统派生活中起着作用。值得注意的是，其着眼点更多的是落在预防（例如纯洁和上帝赞许的生活）方面，而不是治愈。（下述引文：路德圣经 1999；中文来自圣经中文和合本）。

> "若有妇人怀孕生男孩，她就不洁净七天，像在月经污秽的日子不洁净一样。第八天，要给婴孩行割礼。妇人在产血不洁之中，要家居三十三天。她洁净的日子未满，不可摸圣物，也不可进入圣所。她若生女孩，就不洁净两个七天，像污秽的时候一样，要在产血不洁之中，家居六十六天。"（利未记/3. 摩西. 第 12 章）

> "身上有长大麻疯灾病的，他的衣服要撕裂，也要蓬头散发，蒙着上唇，喊叫说，不洁净了，不洁净了。灾病在他身上的日子，他便是不洁净，他既是不洁净，就要独居营外。"（利未记/3. 摩西. 第 13 章）

> "他患漏症，无论是下流的，是止住的，都是不洁净。他所躺的床都为不洁净，所坐的物也为不洁净。凡摸那床的，必不洁净到晚上，并要洗衣服，用水洗澡。那坐患漏症人所坐之物的，必不洁净到晚上，并要洗衣服，用水洗澡。那摸患漏症人身体的，必不洁净到晚上，并要洗衣服，用水洗澡。若患漏症人吐在洁净的人身上，那人必不洁净到晚上，并要洗衣服，用水洗澡。患漏症人所骑的鞍子也为不洁净。凡摸了他身下之物的，必不洁净到晚上，拿了那物的，必不洁净到晚上，并要洗衣服，用水洗澡。患漏症的人没有用水涮手，无论摸了谁，谁必不洁净到晚上，并要洗衣服，用水洗澡。患漏症人所摸的瓦器就必打破，所摸的一切木器也必用水涮洗。"

> "患漏症的人痊愈了，就要为洁净自己计算七天，也必洗衣服，用活水洗身，就洁净了。第八天，要取两只斑鸠或是两只雏鸽，来到会幕门口，耶和华面前，把鸟交给祭司。祭司要献上一只为赎罪祭，一只为燔祭，因那人患的漏症，祭司要在

耶和华面前为他赎罪。"

"人若梦遗，他必不洁净到晚上，并要用水洗全身。无论是衣服是皮子，被精所染，必不洁净到晚上，并要用水洗。若男女交合，两个人必不洁净到晚上，并要用水洗澡。"

女性的不洁

"女人行经，必污秽七天，凡摸她的，必不洁净到晚上。女人在污秽之中，凡她所躺的物件都为不洁净，所坐的物件也都不洁净。凡摸她床的，必不洁净到晚上，并要洗衣服，用水洗澡。凡摸她所坐什么物件的，必不洁净到晚上，并要洗衣服，用水洗澡。在女人的床上，或在她坐的物上，若有别的物件，人一摸了，必不洁净到晚上。男人若与那女人同房，染了她的污秽，就要七天不洁净，所躺的床也为不洁净。"

"女人若在经期以外患多日的血漏，或是经期过长，有了漏症，她就因这漏症不洁净，与她在经期不洁净一样。她在患漏症的日子所躺的床，所坐的物都要看为不洁净，与她月经的时候一样。凡摸这些物件的，就为不洁净，必不洁净到晚上，并要洗衣服，用水洗澡。女人的漏症若好了，就要计算七天，然后才为洁净。第八天，要取两只斑鸠或是两只雏鸽，带到会幕门口给祭司。祭司要献一只为赎罪祭，一只为燔祭，因那人血漏不洁，祭司要在耶和华面前为她赎罪。"

"你们要这样使以色列人与他们的污秽隔绝，免得他们玷污我的帐幕，就因自己的污秽死亡。"

"这是患漏症和梦遗而不洁净的，并有月经病的和患漏症的，无论男女，并人与不洁净女人同房的条例。"（利未记/3. 摩西. 第 15 章）

"愚昧人背道，必杀己身，愚顽人安逸，必害己命。惟有听从我的，必安然居住，得享安静，不怕灾祸"（所罗门箴

言，第 1 章)

疾病作为上帝的测试或者惩罚

疾病被理解为上帝的测试（约伯）或者惩罚，是让人类谨记在上帝面前的位置。

"有一天，神的众子，来侍立在耶和华面前，撒旦也来在其中。耶和华问撒旦说，你从那里来。撒旦回答说，我从地上走来走去，往返而来。耶和华问撒旦说，你曾用心察看我的仆人约伯没有。地上再没有人像他完全正直，敬畏神，远离恶事。"

"撒旦回答耶和华说，约伯敬畏神，岂是无故呢。你岂不是四面圈上篱笆，围护他和他的家，并他一切所有的吗。他手所做的都蒙你赐福。他的家产也在地上增多。你且伸手毁他一切所有的。他必当面弃掉你。耶和华对撒旦说，凡他所有的都在你手中。只是不可伸手加害于他。于是撒旦从耶和华面前退去。"（约伯书，第 1 章)

"你们若不听从我，不遵行我的诫命，厌弃我的律例，厌恶我的典章，不遵行我一切的诫命，背弃我的约，我待你们就要这样，我必命定惊惶，叫眼目干瘪，精神消耗的痨病热病辖制你们。你们也要白白地撒种，因为仇敌要吃你们所种的。我要向你们变脸，你们就要败在仇敌面前。恨恶你们的，必辖管你们，无人追赶，你们却要逃跑……"

"你们因这些事若仍不改正归我，行事与我反对，我就要行事与你们反对，因你们的罪击打你们七次。我又要使刀剑临到你们，报复你们背约的仇，聚集你们在各城内，降瘟疫在你们中间，也必将你们交在仇敌的手中。我要折断你们的杖，就是断绝你们的粮。那时，必有十个女人在一个炉子给你们烤饼，按分量秤给你们，你们要吃，也吃不饱……”（利未记/3.摩西.第26章）

健康作为上帝的恩赐

疾病是一个告诫，提醒人类感谢上帝，警醒自己必须遵守上帝的戒律，依靠上帝的恩赐。

“你们若遵行我的律例，谨守我的诫命，我就给你们降下时雨，叫地生出土产，田野的树木结果子。你们打粮食要打到摘葡萄的时候，摘葡萄要摘到撒种的时候，并且要吃得饱足，在你们的地上安然居住。我要赐平安在你们的地上，你们躺卧，无人惊吓……”（利未记/3.摩西.第26章）

2.3　阿拉伯医学

病史，药用植物，访视

以印度人、波斯人、希腊人、古老东方和早期阿拉伯沙漠医学的广泛医学知识为基础，古阿拉伯人在 8 至 13 世纪的伊斯兰文化高速发展时期继承和发展了深厚的、在其时代难以匹敌的医学认知。

除了令人称道的病史采集以及大量的药用植物知识，阿拉伯医生已经认识到了当今意义上的*访视*的作用，并按照不同方向对医院进行了分科。

音乐作为治疗手段

在治疗的理论中一直都有躯体和精神的统一。因而音乐被用作改善患者康复的治疗手段。

阿维森纳（Avicenna）

这时代中最著名的阿拉伯医学家、医学哲学家伊本·西纳（Ibn Sina），在波斯以及西方以阿维森纳之名（980~1037）为人熟知。

他的著作《医典》在1279年就被翻译成希伯来文，之后又被翻译为拉丁文，直到1650年仍是很多欧洲医学专业人士的标准著作。直至今日，阿维森纳的想法在东方的民间医学中仍在流传。他不仅是医者，还是哲学家和大学教师。他在《医典》书中收集了草药，用于治疗疾病。

经验性观察

《医典》书中除了记录了古典时期的和其当代学者共约800种针对各种疾病的草药处方，还包括了他自己的很多经验性观察。

除了自然科学认识，他还记录了感觉和躯体状况之间的紧密关系，研究了音乐对患者的躯体和精神作用。《医典》中描述的精神障碍还包括爱情病。他记录了自己如何对Gorgan王子诊断和治疗了爱情病。他注意到，在提及这位王子心上人的住址和名字时，王子的脉搏变得不稳。他开出了一剂简单有效的药物：患者应该和他的心上人在一起。

西方的僧侣们、托莱多（Toledo）（西班牙）的翻译学院和萨莱诺（Salerno，西西里）的医学院使得阿拉伯医学在西方广为人知。它对整个欧洲都产生了影响，是现代欧洲医学的一个重要基础。

2.4　中世纪至文艺复兴

萨莱诺大学

在拜占庭和阿拉伯医学保持着古典时代财富的同时，西方的中世纪医学却与曾经的各种知识保持隔绝。只有少数拉丁文文献得以保存，希腊文文献流失。从 13 世纪开始，高度发展的阿拉伯医学才通过和摩尔人经西班牙传播至中西欧。通过意大利和从那里向拜占庭/康斯坦丁堡的贸易联系，希腊文献得以重现。萨莱诺大学拥有西方世界的希腊-阿拉伯医学的大部分遗留文献，它是欧洲最早的医学高校之一。

中世界早期的西欧医学是应用神学。它掌握在僧侣和修女的手中。照料患者是一个重要的任务；这背后是慈悲原则（Caritas）。疾病是从上帝而来，没有上帝的帮助，就不可能治愈。治疗力量需要向自然寻找。出现了修道院治疗人员，修道院中也种上了草药。其中最知名的当数希尔德加德·冯·宾根（Hildergard von Bingen）（1098~1179）。她将"一体和整体"想法写入了她的自然和治疗术文稿。在她看来，对患者的治疗和治愈依赖对信仰的坚持，独此就能带来好的工作以及适当的生命秩序。

僧侣和修女们将他们的知识和经验又传到修道院之外。除了僧侣，还有所谓的手术匠，做拔牙和手术之类的事情。另外，一些女性做助产士和草药师——但常被当做巫师受到迫害。

第一所医科大学

在 12 世纪在博洛尼亚出现了第一所医科大学，之后在蒙彼利埃和巴黎也建立了医科大学。

直到文艺复兴，修道院医学才失去优势，但僧侣们的医学知识被后人吸收和珍视。在修道院药房也还继续由药师们提供草药。修道院里的医者们已经利用了远古的草药治疗术和来自书本的阿拉伯医学。他们通过收集处方和开出治疗用草药而继续着这一传统。保存最古老的修道院医学书籍是《洛尔施药典》（Lorscher Arznei-buch）。

照料使命

这里践行着这样的信条：不仅富人，穷人也要能得到治疗。医生是所有人的治疗者、陪伴者和安慰者。

草药至今还有意义，其中的经验知识已为现代的自然治疗术所采纳。

2.5 罗曼派

自然治疗术吸收了修道院医学治疗的可能性，并继续发展。胡费兰（Christoph Wilhelm Hufeland）（1762～1836）是自然治疗的奠基人。

自愈能力，生命力理论

胡费兰将修道院医学治疗作为他的"生命力理论"，将有机体的自我维持原则和利用自然的治疗理论结合起来。治疗方法就和古典时代一样，是支持个体的自我治疗能量。

自传体病史，家庭医生的出现

后续的浪漫派治疗学家彼此竞争，在他们的哲学思想和信念中他们将所有的注意力都集中在人身上。医生和患者一起谈话，医生将自己密切投入，患者感觉自己被关注。生命历程变得重要，诊断和治疗基于谈话和病史。只是还缺少物质的药物。

维克多·冯·瓦尔茨赛克（Viktor von Weizsäcker）（1886～1957）写道："要感谢浪漫派医学，阻止了将数学-实验派自然科学提升到了一个世界观和人的理论的高度。"他从"浪漫派"中找到了肉体和精神的一体性。他要求患者和医生的相互关系处于一个级别，即"一个是需要帮助的人，一个是给予帮助的人"。（Weizsäcker 1926）

在浪漫派中出现了家庭医生，终生陪伴某人，给与患者安慰和渴望，并用医生的经验给出预后，共同经历病情进展。魔术和神秘继续起着作用，但是生物心理社会现实也越来越重要。

2.6　工业时代

解剖、显微镜和伦琴射线

从中世纪起，生物学、化学和解剖的知识越来越多进入医学。对实体的解剖使得脏器的位置和外观变得可视，可以更好地研究其功能。

从 19 世纪末的工业化后，显微镜的发明使人类可以看到病原体；X 射线的应用则使得活体的关节可见；手术技术不断进步；更多的技术共同用于诊断和治疗。医学出现了爆炸式的发展。可测量性成为一个决定性的标准。一切皆可行成为信条。

人类的机器模型

自然科学治疗和诊治可能性使得医学家们的眼光越来越多集中于身体及其器官的功能方式，出现了"人类机器模型"。人类被简化为一个自动机的躯体，有程序引导，可以打断，继而可以从外界引导，例如通过药物和手术。疾病被看成了故障，可以被排除。医生成为了技工，患者则是需要被修理的躯体。精神在这一模型中没有地位或者地位很低。

2.7　精神分析时代：弗洛伊德，费伦齐，巴林特

精神分析捡起了精神及其对躯体的影响。

1896 年 12 月 3 日，巴林特（Michael Balint）出生于布达佩斯。

西格蒙德·弗洛伊德（Sigmund Freud）当时 40 岁。他学习了医学，撰写了博士论文《关于低等鱼类的脊髓》，随后在维也纳综合医院工作。弗洛伊德在巴黎跟随夏科（Charcot），听过他关于癔症的讲课，听过催眠和暗示的作用。1885 年，他接受了维也纳大学精神病学的教职，并开设了一个诊所。1891 年她和家人迁到维也纳 Berggasse19 号，他在那生活和工作了 47 年。他和他的朋友约瑟夫·布洛伊尔（Josef Breuer）一起发展了"话疗"（"talking cure"）。

精神分析的诞生

1896 年（巴林特出生的那一年），弗洛伊德第一次谈及"精神分析"。

1913 年，当巴林特在布达佩斯习医时，弗洛伊德已经有重要的作品问世：

- 《梦的解析》（1900）
- 《日常生活的精神分析》（1901）
- 《诙谐及其与无意识的关系》（1905）
- 《性欲三论》（1905）
- 《图腾与禁忌》（1913）
- 《精神分析导论演讲》（1917）

1917 年，巴林特从他朋友的姐姐——他以后的妻子爱丽丝（Alice）那里得到了弗洛伊德的作品《图腾与禁忌》。从中学开始他就对弗洛伊德的作品感兴趣。现在他通过学习这些书和《性欲三论》以及与爱丽丝的交流，完全吸收了这些思想。爱丽丝通过她的母亲Vilma Kovacs 早就与精神分析及其在匈牙利的代表人物有接触，对《童年》尤为感兴趣。她活跃开放，和安娜·弗洛伊德（Anna Freud）经常通信。

心理创伤理论

第一次世界大战（1914～1918）给精神分析带来新的认识。匈牙利医生和精神分析师桑德尔·费伦齐（Sandor Ferenczi）（1873～1933）给弗洛伊德写信称，他给一个"创伤性神经症"的患者进行了治疗，患者的问题由惊吓引发，他遭遇了炸弹爆炸。由此费伦齐提出了战争神经症。费伦齐将这一认识在布达佩斯的会议（1918）上提出，计划为战争创伤患者提出特别的多科门诊。这一计划由于匈牙利的反犹运动（霍尔蒂政府等）未能实现，布达佩斯的精神分析发展也在1919年结束了。

弗洛伊德在20世纪20年代又有一些重要的作品问世，使他成为国际知名的精神分析师。之后他的写作语言变得更加通俗易懂，不限于医学家能理解。

1938年弗洛伊德移民伦敦，一年后罹患癌症，在过量吗啡帮助下离世。

"医生的药理学"

巴林特在1920年和他的妻子爱丽丝一起前往柏林。布达佩斯的工作环境因为政治动荡而变得十分艰难；精神分析工作和研究尤为艰难。柏林当时正处于上升期，呈现一派繁荣自由气氛。在柏林，巴林特在奥托·海因里希·瓦尔堡（Otto Heirich Warburg）（1883～1970）的生物化学中心工作，主要研究一个生物化学课题，负责对药物的作用和副作用进行测试。之后他将医生比作一种药物（"the doctor as adrug""医生即药物"），主张必须对这一药物的作用和不良副作用进行研究。

同时他和爱丽丝一起在汉斯·萨克斯（Hanns Sachs）（1881～1947）——弗洛伊德的一个早期同事——那里接受精神分析培训。

汉斯·萨克斯像很多的第一代精神分析师一样，不是医生，而是一名律师和政治学家。在维也纳作为律师的他经常去听弗洛伊德的讲课，并接受了培训分析。1918 年，他作为精神分析师前往苏黎世，1920 年前往柏林的多科门诊。

1922 年，弗洛伊德在柏林的一个国际会议上推出了他的作品《自我和本我》，在此期间巴林特第一次见到了弗洛伊德。之后他又有多次机会，在会议上看到弗洛伊德或听到他的报告。

生物化学，精神分析，心身医学

巴林特不久后离开了他钟爱的生物化学专业，转而致力于精神分析。从 1922 年起，他在精神分析中心和慈善机构治疗患者，在此他被允许"对器质性疾病患者使用精神分析"。他治疗了哮喘和胃溃疡患者，并发表了作品。他希望巩固自己作为"心身医学先驱"的地位（Moreau-Ricaud 2000）。

疾病和冲突

他在这段时间获得的知识用在了他之后在伦敦的全科医生小

组中。他在《医生、他的患者及所患疾病》（1957）中写道："患者能够带着他的冲突来到医生这里时，他就不需要躯体症状了。"还有，"当医生和患者关于一个疾病达成一致时，它就会变得慢性化。"

带着"医生的心理化"的愿望，他开始尝试将现代医学的自然科学、技术成就与精神分析的认识结合起来。在他看来，心身医学是"整个人的医学"。患者来到医生这里，给医生提供了多个症状，医生和患者一起寻找诊断的方向。疾病必然属于医患关系的一部分。它使得一方成为医生，另一方成为患者。

思想和实验的自由

1924 年，巴林特和爱丽丝回到布达佩斯，在桑德尔·费伦齐身边继续学习精神分析。巴林特从他那里获得了后期工作的重要推动力。布达佩斯学派和费伦齐的主要观念包括：思想和实验的自由；自由去认识、分析错误，并由此得出结论（Moreau-Ricaud 2000）。这一原则之后在巴林特小组工作中再次出现。

1913 年，费伦齐成立的匈牙利精神分析协会因其双重能力而闻名：治疗性和科学性。

同时提高治疗性和科学性能力的想法也表现在之后巴林特与全科医生小组的工作中，这在《医生、他的患者及所患疾病》（1957）中也有提及。

"第三只耳"

巴林特在布达佩斯举办了研讨班，以精神分析理论引导，希望医生对精神分析产生兴趣，并吸引医生成为精神分析的培训候选者。

同时，他也要求医生用上他们的"第三只耳"，反思他们与患者之间的困境。这些研讨班的焦点有躯体化问题以及医患关系分析。"医生的人格常常有比处方的药物更强大的作用。"（Ferenczi 1918）。

医生的心理卫生

从全科医生工作中又产生了这样一个想法："当医生照料患者时，谁来照料医生？"由此提出了一个在之后的伦敦小组工作以及当今的巴林特小组工作中的重要课题：医生的心理卫生。

家庭医生，信任之医生

在他的文章《医学实践危机》（Die Krise der ärztlichen Praxis）中，巴林特指出，医生被现代技术主义误导，结果只对部分的躯体功能感兴趣，对患者进行各种专科检查，而没有看到得病的这个人。他呼吁在全科医生的培训中加入精神分析。他指出，每个患者都应该有一个他所信任的医生。

巴林特是在匈牙利卫生部缩减卫生服务经费因而限制了医疗照护路径之后撰写这篇文章的。巴林特认为，问题的根本不在经济局势，而在医学科学与实践的危机。

这一想法在 21 世纪仍然有着惊人的现实意义。

匈牙利的政治环境使得精神分析的思想和培训越来越困难；在巴林特的研讨班上坐着一名警察在旁做记录，因而学员们不能畅所欲言。

1939 年，巴林特和妻子爱丽丝以及他们的儿子（1925 年出生）移民到英国，之后在曼彻斯特儿童医院工作。当年 8 月份，爱丽丝因为动脉瘤破裂死亡。妻子死亡是对巴林特最大的人生挑战。他同时失去了最亲密的信任者和工作中的重要合作者，之前他们经常在一起讨论问题、交流思想。此后多年，他几乎没有发表文章。

1944 年 7 月，他与爱德娜·奥克斯各特（Edna Oakschott）结婚，她是他在门诊的精神分析师同事。不过，这一婚姻只维持了几年时间。

巴林特感觉在小城市曼彻斯特呆着不舒服；他寻求大城市的挑战。于是他奔波于曼彻斯特和伦敦之间。1947 年，他终于离开曼切斯特。他在一个大的精神科门诊——Tavistok 门诊——做联络会诊工作，在 1949 年被正式任命为科研学家。在这里他又找到了他的动力，并开始了之后使其闻名世界的工作。他将这一生命片段称为"我的现代史"。

原爱和基础障碍

巴林特现在又继续沿着他的道路前行。他接受过医学自然科学教育，相信弗洛伊德的思想，坚信费伦齐的观点，即：儿童的关系状态（而不仅是性发育）具有重要影响。基于他的儿科工作经验，他主要研究母亲和儿童的早期关系。由此，他提出了原爱的概念，并发表在他的《原爱：爱的原始形式》（Primary Love-Urformen der Liebe）（1965）和《基础缺陷–基础障碍》（The basic fault-Die Grundstörung）（1968）这两本书中。

在伦敦他认识了他后来的妻子伊妮德（Enid）。伊妮德当时在伦敦学习经济学和社会工作，并接受精神分析培训。他直至 1970 年死亡都一直与她紧密合作。他与她一起发展出了之后以他名字命名的小组工作。

2.8　21 世纪

从巴林特时代之后医学照护出现了哪些变化？

自然科学认识继续高速发展，技术可能性日新月异。看来一切都有可能。诊断和治疗出现了巨大的进步。

能力的分化

但是，正如巴林特在 20 世纪 30 年代所指出的那样，能力的分化也越来与明显。专科医生尤为突出，越来越难看到整个人和治疗整个人。

心身基础照料

为对抗这一点，德国从 20 世纪 70 年代开始建立了*心身医学基础照护*（Psychosomatische Grundversorgung）。在对不同专业的医生的继续教育中包括了心身疾病理论和谈话技术练习以及对医患关系的分析。在世界其他地方也在提供或者强调这种形式的继续教育。巴林特协会对此支持这一运动发展作了重要的贡献。巴林特在其 1930 年的文章所提出的愿望终于付诸实施。

今天的医患关系看起来如何？

一场经济危机？

今天的医患关系是由健康政治情况、医学技术可能性、医患之间现代交流的信息洪流和人口金字塔的问题决定的。巴林特在20世纪30年代为匈牙利所写的"医学危机"现在存在于全球范围内。现在也有这样的问题：这是一个经济危机吗？我们是否必须因为经济原因界定治疗可能性么？还是说，在体制内是否有足够的钱让每个人都得到最佳的医疗？什么是最佳的？我们利用所有可能性实现好的医疗还是我们在很多范围内过度医疗？

患者期待怎样的医生，医生又期待怎样的患者？

医生和患者作为伙伴

官方意见有一个答案，称作*共同参与决策*（shared decision making）。医生向患者这个伙伴解释清楚疾病和诊断。患者由此和医生处于同一高度，他对医疗决定和自己的生命负责任。这是乌托邦？患者不是更希望——如我们从传统的家长式模式所知——信任地将自己的命运托付于有经验的治疗者手中么？医生依据诊断而独自决定对患者的最佳治疗。他只需要向患者告知必要的决定性信息。这里可能有这样的想法：患者不必承担无谓的压力，但同时也不允许患者对医生的决定有质疑。

与此相对的是告知性模型。医生应尽量中立地告知患者信息，例如诊断意味着什么、各种治疗可能性的优缺点等等。患者本也能从互联网以及其他媒体、报纸电视等知道关于疾病的信息。医生不会去注意患者的情绪波动和经验。这里的出发点是，患者应该独立自主地为自己的生命作出决定。

患者作为门外汉能作出决定么？医生在告知时不就已经有自己的观点和倾向了么？真的有责任分担么？

在参与决策模型中，应虑及患者的情绪。这里的出发点是，医生应引导患者走出寻找决策过程中的非理性时刻，需要分析他与患者的关系，有意识地不受其干扰。最终，自我决定权确定性地保留在患者手中。

担责任的医生

法律分析显示，医生被赋予前所未有的责任。"依据最佳的知识和良知"在今天意味着全面地告知患者，弥补与患者之间的医学知识差异，恰当理性和感性地面对患者，洞察关系中的移情和反移情。此外，还意味着记录所有的治疗、谈话、想法，并且安全保存。由良知引导的医学家权威，在法律面前很快会受到质疑。

一切皆可行的要求

因为担心作出错误的决定并受到惩罚，因为必须要保护自己，这些可能给医患关系带来影响，常使得医生将患者的治疗转给相应的专科医生，并不完全以患者的利益为导向。巴林特将这成为"责任的稀释"。没有人会说他漏掉了什么。这背后也隐藏着"最大化修补缺陷"这个想法和一切皆有可行的要求。

尽管没有忽视精神因素，但并没有真正达到巴林特的治疗整个人的目标。心身诊断常常还是一个除外性诊断：没有发现导致症状的躯体原因，所以症状就是精神性的。在这里也是去寻求"精神专科医生"的意见。

网络化

在德国的卫生系统里已经开始整合照护。将不同专科的医生联合起来去改善对患者的照护，降低卫生系统的花费。这相对应的经济学原则是：医生是服务提供者，患者是顾客。围绕着患者和服务的竞争合作是很难。由此产生的状态会进入到医患关系中。

案例管理，人头费，疾病管理

与此相对的是所谓的*案例管理*，在一个固定的时间框架内去治疗一个疾病案例，标准化支付。这会导致出现*利益性*诊断以及多重诊断，并且那些被诊断为不那么有利可图或者预算紧张的诊断的患者则不受待见。

另一个报酬的可能性是人头费或者健康保费。这里服务提供者按照相应的保险获得报酬。这样的机构会带来这样的结果，门诊内对某些患者更欢迎，对其他一些则不那么欢迎。

有循证医学证据支持的*疾病管理计划*被考虑用于对慢性病的治疗。患者接受标准化的经由循证医学证明有效的治疗计划。这样的计划的目的是，患者得到一个肯定的标准化的专科合作治疗，并且预防疾病的后遗症。这里运用了所有现代通讯的可能性。经济因素也起着一定的作用。

循证，质量保障

循证医学是指经验证明有效的医学治疗。这对于指导个体患者的治疗决策和对整个人群的健康保健都有效，因而被用于指导卫生系统。循证医学要求医生有全面的专业知识和对最新的研究结果有最新的认识。另外，他必须将这些成果向患者解释清楚，将患者引向良好的对话。

现在就到了质量管理这个概念出场了。医生必须不断学习，接受医学培训和专科继续教育。在德国，由医生自己的代表机构监督质量保障，提供兼具专业质量保证和经济适当的民众医学照护。医疗质量中心通过科学研究对医疗的质量保障以及患者安全和患者信息提供支持，和科学医学专业协会合作制定指南。这里也包括德国巴林特协会（Deutsche Balintgesellschaft，DBG）。

卫生系统的结构和个人的人际动力学都对医患关系产生着重要的影响。从这一领域产生的情绪，比如焦虑、不安、不信任、无助、生气、超负荷、效能低下，均可进入医患关系。自身超负荷的医生不会给予不信任医生的患者以注意和共情，而这些对建立信任和公开是非常重要的。而从感觉不安全的患者那里无法期待依从性——合作和遵守治疗，而这对治疗的成功又是非常重要的。

生物-心理-社会模型

George L. Engel（1913～1977）在 1977 年《Science》杂志上的一篇文章中批评道，还原主义的生物医学模式没有给当前流行的疾病治疗提供任何社会、心理和行为维度空间。他推荐医学中应该为生物-心理-社会模型，对此进行研究和教学，在现实中作为医学照护的标准。

他认为，不论是生物学因素还是心理发育和社会环境都在疾病的发生和治疗中起着作用。

社会环境包括卫生系统和医患关系。

系统模型

当我们今天在诊室里或者病房的病床旁更进一步观察现今的问题时，在我们的头脑中应该有医患关系的历史变迁和当前状况。对这一关系的影响是多层面的。

第3章
巴林特工作的发展

精神分析思维方式

让我们回到开始。巴林特在伦敦的 Tavistok 诊所作为精神科医生和精神分析师工作。他的妻子伊妮德开始了和一组社会工作者的小组活动，目的是更好理解他们的互动。巴林特应邀给全科医生提供会诊。此后，第二次世界大战（1939～1945）再次留下巨大伤害，身心受创的患者前来门诊求治。巴林特了解费伦齐在第一次世界大战之后就已经发表的论文（1918）。他自己也致力于帮助和治疗战争神经症和对创伤的心身反应。他作为研究者致力于心身疾病，作为教师传递精神分析思维方式。

3.1　一起如此开始

"药物医生"

巴林特将这组全科医生称为"培训暨研究小组"。一方面他以同事交流的方式培训医生们更好理解患者和症状背后的心理学背景，另一方面他和他的执业同事们一起研究"医生的药理学"，"医生的作用以及一些不想要的副作用"（Balint 1957）。

他认为，"在全科工作中，医生和患者之间的心理作用比通常的教科书中谈到的多得多"。他坚信，"这些研究只有实践中的医生能够完成"，因为在诊室中的观察者很有可能会干扰医生和患者之间的私人互动。

借助小组进行关系分析

在小组中，医生凭不借助记录而仅凭记忆向小组汇报其与患者的困难。这样，听众体会到了案例提供者与患者交往中的情感反应。巴林特强调，不仅自发表达的东西很重要，被遗忘的也很重要。完全按照精神分析的方法，他要求其他小组成员对所提供的案例进行联想，自由表达他们的联想、感受、幻想和看法。他鼓励参与者们"自由去想"（think fresh）和有"犯傻的勇气"。这样坦率对待彼此为小组设定了讨论气氛，让小组成员可以自由表达。案例提供者得到这样一个绚丽复杂的医患关系画面，意识到自己在关系中的作用和参与。他会获得对问题和对患者的新看法。他下次对待患者会不同——从经验出发和沟通科学的解释——患者对医生也会不一样，就好像他也听到了巴林特小组中的讨论一样。下次谈话时双方常常能打开僵局，医生对患者又有了兴趣，克服了无助，对治疗有了新的动力。

基本的问题是："为什么尽管双方真诚努力，医患双方的关系常常还是如此不满意和不开心？"（Balint 1957）

对这个问题必须个体化分析。没有普遍的答案。小组中会详细地不断发掘和分析每个情形。

在所有的助人职业中都有益的关系澄清

这个核心问题不只出现在医患关系中，也出现于所有的职业化助人型关系中。为什么我和这个学生之间就是不对劲呢？这个客户出现时，什么激怒了我？我怎么才能更好帮助和理解委托人？

在对案例的叙述中就已经体现出案例提供者是否觉察到了自己对患者的情绪。在医院的病历记录中通常只能找到对患者的情绪化行为的描述，不会有对医生情绪的描述。他只是隐藏了它还是没有意识到它？

心身障碍

显然，让患者来到诊所的入场券是不适或者症状，例如疼痛、咳嗽、腹泻等等。很熟悉其患者的家庭医生常常可察觉到症状背后是否还有别的难处。我们又想起巴林特的名言："如果患者能够带着冲突来找医生，他就不需要疾病了。"

在小组中清楚发现，让医生觉得困难的很多是有心身障碍的患者。一个症状消失，又弹出另一个。患者提出源源不断的新的疾病。

如果双方都明白隐藏在症状背后的冲突是什么，并且患者能够通过其他的途径解决困难，那么，他就不再需要这个途径了。

呈现的症状

但在巴林特小组中也有同事坚信，正确的做法是：尽量长时间地去检查患者，直到找到器质性原因，接着就去治疗器质性原因，之后神经症性症状就会自行消失。

时至今日，这个错误仍在导致许多不必要的昂贵检查、过度的治疗和手术。

医生对患者所呈现的症状的反应是非常重要的。即使医生早已认识到疾病背后的"真正诊断"，他也需要时间、合适的机会和有力的论据，去向患者告知他的猜想。然后他仍会对所提供的疾病（例如胃炎或扁桃体炎），就事论事地适当治疗，但同时要注意到患者的整体情况并在适当时候与之讨论。俗语是很好的谈资。医生可能会问什么让他这么生"气"，或者什么让他"无还手之力"？在患者的回答中隐藏着进一步采取措施的关键。他是不是愿意并有能力透过这个"解读"开始做点什么？医生是不是有足够的训练回答病人对他提出的问题？如巴林特所强调的，心理治疗不仅是一个常识性的问题，还需要相应的背景知识。

诊断和治疗中躯体和精神并重

去学习这种背景知识值得吗？从巴林特时代就曾断言，大约有三分之一的患者是以他们的神经症性症状作为根本问题到全科医生处就诊的。今天，我们估计全科医生工作中大约一半患者是带着心身问题来的。

巴林特当时就提出这样的问题："以下方式哪种会更经济呢：是治疗神经症并期望诸多小困扰会消失？还是像今天这般，细致地治疗这些细微的病痛而对神经症性现象视而不见？因为反正对神经症也做不了什么。"但他还注意到另一个极端，"任何一个病例，从骨折到麻疹，都会被送到精神科医生那里"。

另外不能忽视的是，躯体疾病患者因为患病而承受心理压力，此时，治疗应该身体和精神并重。

当今，"缺乏时间"和"谈话型治疗收费很低"经常成为只重躯体症状而忽视背后的内心冲突和精神贡献的借口。

当时和现在一样，"医生自身有意识的和无意识的生活态度是一个重要的因素，决定着医生和患者一起走哪条路"（Balint 1957）。

使命

关于这一点，我们谈一谈巴林特在小组中发现并也在他的书中描述的另一个现象。他称之为"医生的使命"。他对此理解为，医生将自己的"一切个人看法、无意识情绪、成见等都放任自由"的姿态。他自己的观念同样起着决定性的影响。例如，医生会试图说服患者应该怎么做、应该希冀什么、应该忍受什么。巴林特将此看作一种使命，会干扰而不是利于成功治疗。医生和患者之间常常会出现关于诚命、正确的信仰、正确的生活方式等的分歧。巴林特认为，重要的是，医生通过小组活动认识到他自己的态度，并通过自省与之有一个批判性的距离，以使得他能够对患者的生命态度、文化背景和宗教信仰保持开放姿态。

巴林特的论断至今仍适用，与进行一场开放和自由悬浮注意的心理治疗性谈话相比，更加容易的是让患者重新相信药物。

医生人格的变化

巴林特在全科医生小组中提出：在一段时间之后会观察到"医生人格细微但显著的变化"。他的经验表明，对问题和方法的报告固然有益，但不能取代在小组进程中的直接体验。

3.2　观念的传播

我在本章中多次摘录的引语都出自《医生，他的患者及所患疾病》（Balint 1957）一书。该书一经出版，很快在欧洲和更多地方引起了人们很大的兴趣。来自欧洲不同国家的医生前往伦敦与米歇尔和伊妮德·巴林特讨论，参加他们的研讨会。巴林特受邀到不同地方的心理治疗大会上展示小组活动，包括在博登湖畔林道（Lindau am Bodensee）、在瑞士的锡尔斯、以及在法国、比利时、美国等。

大组

越来越多感兴趣的同事到来，应急的大组（金鱼缸）应运而生。巴林特与一个多达 16 名参加者的小组在内圈工作，在外围坐着更多的同事，静静观察小组工作。

这种形式的大组之后进一步发展，外圈有了投票功能，作为对内圈的补充。今天，大组在德国以及越来越多的国际场合中被用于在研讨会和大会上作介绍和演示用以及在组长培训中作督导用。

巴林特观念，巴林特小组，巴林特协会

在巴林特还在世的时候就建立了最早的国家性巴林特协会：法国（1967 年）和英国（1969 年）。之后，意大利（1971 年）、比利时（1974 年）、德国（1974 年）的巴林特协会纷纷成立。在 1975 年成立了国际巴林特联盟（IBF）。协会的任务是传播医患关系的重要性和心理治疗知识的必要性等思想。

米歇尔·巴林特于 1970 年 12 月 31 日逝世；他的妻子伊尼德仍然活跃，曾担任国际巴林特联盟（IBF）第一任主席，在英国带领巴林特小组。伊尼德于 1994 年去世，在此之前她笔耕不缀，并多次在巴林特研讨会和大会上作重要报告。

3.3 国际联盟

国际巴林特联盟的目标

今天，国际巴林特联盟（IBF）包括来自 22 个国家的巴林特协会：澳大利亚、比利时、保加利亚、丹麦、德国、英国、芬兰、法国、荷兰、以色列、意大利、克罗地亚、奥地利、波兰、葡萄牙、罗马尼亚、俄罗斯、塞尔维亚、匈牙利、瑞典、瑞士和美国；此外，还有来自挪威、冰岛和加拿大的个体成员。

IBF 的目标是：

1. 连接和维持各成员国之间的联系。
2. 促进巴林特工作和巴林特协会在全球的发展。
3. 对组长提供建议，并建立组织培训标准。
4. 每 2 至 3 年组织一次国际会议，介绍和讨论新的研究发现以及一些国家的巴林特工作。
5. 将巴林特工作融入到全球的医生培训中。

国际巴林特工作

在过去的 40 年，巴林特工作继续推广。对"医生即药物"这一想法的研究和其实践的培训魅力依旧。在全球范围内都出现了巴林特小组，包括一些尚未正式参加 IBF 的国家，例如中国、越南、印度、伊朗、土耳其、埃及等。虽然每一种文化都有自己的特色，但是医疗工作和医患关系中的问题在全球范围内却是非常类似的。

来自中国的经验

Kurt 撰文介绍了他在老挝、越南和中国的巴林特工作经验（Fritzsche et al. 2008 年）。这些国家的巨大社会变化带来越来越大的情感压力，从入学就开始的竞争和个人压力引来越来越多的心身疾病。

由欧盟和弗莱堡大学心身医学和心理治疗科推动的一项旨在这些国家介绍心身基础照护的项目清晰地呈现了西方文化和亚洲文化

之间的差异。亚洲国家在巴林特小组中更为明显地表现为不习惯直接谈论情绪。特别地，小组中不允许谈论负面情绪，不允许负面幻想，否则会受到处罚。"自由去想"的要求带来阻力和困惑。西方的观念并不容易直接引入亚洲文化。在医患关系的分析中引入雕塑工作，为此找到了创新性的解决方案。这在稍后还将详细讨论。在西方文化中，治疗工作的目标是找到情感依赖与独立之间的平衡，而亚洲文化至今仍是儒家传统："你不是你自己，而是一代人的一分子。"巴林特小组中出现了有趣的跨文化对话。

代表会面，经验交流，相互支持

每年两次，22 个国家的巴林特协会代表会面交流想法，共同开展小组活动，讨论计划，准备巴林特大会，并邀请来自世界各地对此感兴趣的成员参加此会。

每两年一次的国际大会上有全球经验和研究结果报告。讨论的问题例如：

巴林特小组的作用可测量吗？

巴林特小组在后现代医学中的位置是什么？

巴林特小组对在医院中工作的医生们的工作气氛有何影响？

医生参加巴林特小组继续培训后，行为上有何变化？这一的改变需要多久才能观察到和测量到？

是否所有的医生义务性地参加到巴林特小组是有意义的？这些义务性的小组如何工作？

同质性小组相对于异质性小组有什么优点？什么样的搭配最佳？

学生巴林特小组如何运作？学生－患者关系中的特殊问题是什么？

巴林特小组组长必须学习什么？他们对小组进程有何影响？

幽默在巴林特小组工作中有何意义？

巴林特小组对其他职业可以提供何种的经验？

令人惊奇的是，研究结果与答案在全球都很类似。分析性思维方式的基础已经存在，即使实践在多年形成的或宽或严的现有结构下有所区别。在第 12 章《研究成果》中我还将更详细阐述。

第4章
会谈的流程

报告，事实性问题，感受表达

在巴林特的时代，理想情况是8~12位参与者定期开展小组活动者。巴林特小组工作可以每周、每月或者每季，在晚上或者周末连续进行一次或多次会谈。对一个介绍的关系进行讨论需要大约90分钟时间。

案例提供者提出其与病人交往的历史。这可以是在急诊的短暂互动，也可以是在一个日常门诊中的长期关系。案例提供者不使用任何病历记录，只凭记忆口头报告。这样的报告方式使得情绪状态得以流露。在案例提供者报告案例过程中，其他小组成员要首先集中注意力倾听，在报告结束前不要提问，以便其报告可以完整结束。接下来，理解事实性问题往往更有意义。这些可以是针对医学、诊断细节或者患者的社会学状况，或者患者的长相、案例提供者的工作条件等等。有趣的是，有些问题能够得到回答，有些则不能。由组长决定可以提多少事实性问题，或者究竟是否允许提这样的问题。有时候案例提供者的报告可能给人强烈的印象，直接引发小组的情绪表达，医患关系中的情绪内容清晰可见。

案例提供者作为小组进程的观察者；平行进程

之后案例提供者倾听小组讨论，不参与小组，并获得这样的印象：他的报告引发了哪些情绪、想法和联想。有时候他可能会很震惊，有时候他可能觉得很诧异，或者他想要对某个同事的发言提出抗议。在这一过程中他体会小组中出现的画面，也体会自己的情绪。有可能他觉得自己没有被理解，有可能他隐瞒了一些东西，感到自责，又或者他经历了愤怒和绝望。

这可以被归入"平行进程"，诚如巴林特对这一现象的定义：案例提供者感受到了那些可能属于患者的情绪。

不同的视角，关键场景

小组成员在小组进程中采取不同的视角：患者的、案例提供者的、机构的、患者家属的，等等。一个关于医患关系情境的复杂画面浮现出来。案例提供者的脑海中可能出现关键画面或者重要的想法。补充报告常常会对关系给出重要的解答。此时，也是由小组长决定是否以及何时让案例提供者再次加入讨论。在所有的案例中，在结束前，必须让案例提供者有机会表达他在会议中的印象和情绪。

意识扩展，洞察，好奇

小组工作并不追求对问题的解决方案。事实上，小组工作更在于让被隐藏的情绪、被抑制的幻想、新的视角变得可见可及，并让案例提供者能够接触到这些。重要的是促进产生对关系的新视角，使得无意识内容进入意识，拓宽视野，走出沟通的死胡同。

快的话，下一次面对患者时，医生就能发现，小组工作对他产生了哪些改变。通过这一全新视角，他对患者的体会不一样了；患者对医生的体会也不一样了，因为医生对待他的方式变化了。

督导，巴林特工作，自我体验

巴林特工作的学习过程包括了督导的方面——整体诊疗观念——以及自我体会的方面：参与者被推动着去观察和反思自己的行为、他对患者的反应。

移情和反移情

对移情和反移情的觉察起到关键的作用。反移情是指医生、分析师、助人者对患者这个人、特别是其移情之无意识反应总和。有控制地接触自身的反移情使得自身的无意识成为一个工具。按照弗洛伊德的说法，"借此对他者的无意识表达变得清晰"。

在巴林特工作中常常以这个问题开始："患者把这位医生同事当成什么？"医生对患者像母亲一样，还是尖刻的，又或是过分照顾？这可能是医生自身都没有意识到的。这可能意味着，患者的无意识信号表明：他感觉自己像个在找妈妈的孩子，或者他不喜欢自己，或者他觉得照顾不了自己。对方（在这些案例中，是指医生）的无意识会接受到这一信号并相应作出回应。这一过程会使意识清晰，可用于关系诊断和沟通。

在巴林特小组中，会促动小组成员一方面投入到所提供的医患关系中，另一方面留意自身在小组进程中的感受。这样，反移情逐渐被意识到，并用于和患者的直接沟通。

自然联想技术在巴林特小组中第一线地捕捉了前意识内容。案例提供者在他的报告的"字里行间"中已向我们透露了这一内容。

态度的改变

因而，巴林特小组不是改变其他人的行为方式，而是改变自身的姿态和态度。"医生人格有限的但显著的改变"（Balint 1957），"态度的改变"（Trenkel 1998）。案例提供者了解到自身的反应和之前无意识行为模式，拓宽认识，并体会到和看到不一样的关系。

在一个持续进行的小组中，同事会报告他在上次小组工作后再次见到患者时发生了什么、互动中有什么变化，以及对处理疾病的影响（如果可能的话）。不少听到这样的回答"就好像患者参加了小组进程一样"。

第 **5** 章
有躯体疾病医生参与的巴林特小组

巴林特小组中的全科医生和专科医生

巴林特是带着"医生即药物"的设想和全科医生开始巴林特小组工作的。"专科医生对待患者的行为则完全不同，更依赖于技术；诊室或者医院的气氛也和全科医生的会谈室气氛完全不同。"他还说："我们必须等等看，是否需要给专科医生就他们工作中遇到的心理问题办一个研讨会；如果此事成行的话，他们一定会很感兴趣的。"（Balint 1957）这一预测已经得到确证。一个包括有来自不同专业的专科医生的混合小组是非常有益的。医生们彼此学习，按照巴林特"犯傻的勇气"可以提出一些在实际中很可能不会询问同事的问题。他们向同事的专业表达尊敬。巴林特曾认为家庭医生和精神科医生之间的关系是颇为困难的。我在混合的巴林特小组中的体验则不同：两者间的交往是非常相互尊重的。

此外，还经常存在交叉现象。精神科患者到家庭医生、内科医生、妇产科医生、皮肤科医生那里看病。反过来，精神科医生也会接待糖尿病、皮炎、心梗或者癌症手术的患者。巴林特小组中的同事间交流实际上是很有价值并广受欢迎的。

初级医生

一个耳鼻喉科医生曾对我说："我大部分时间像家庭医生一样工作。很多患者不经转诊就直接来找我看咽痛、耳痛、听力障碍以及很多其他问题。我知道他们的家庭，倾听他们的家务事，看心身症状。"

很多其他专科医生，像皮肤科医生、妇产科医生、心内科医生、儿科医生、肾内科医生、精神科医生、泌尿科医生、牙科医生等也会遇到这样的情况。他们不仅进行高度专业的诊断治疗，还与人发生联系，并和他们建立职业化关系。

在此，为了患者的利益和医生自身的愉悦感，就需要理解医患互动。临床中的案例可以清楚地展示这一点。

案例 1

年轻医生和年老患者

有一位年轻的同事几周前到地方诊所做一个全科医生的低年资合伙人。他接待了一位来自邻村的 70 岁的患者，这是他第一次给这个患者看病。当时他的高年资合伙人不在门诊。这个看来健康、不善言辞的农民，乍一看令医生颇有好感。医生快速采集了病史，并注意到这属于急性症状。患者主诉气短和胸痛。医生在心电图上看到存在心律失常，颇感担心。他想进一步确定患者的情况并建议住院治疗。但是患者强烈反对。于是，医生向其说明如果不予治疗的后果。但是，患者没有改变主意。他甚至拒绝吃药。医生感到患者没有听他的，也不再信任他。自这第一次见面后，患者又多次因背部疼痛、咳嗽等轻微主诉而在门诊时间来看病。心律失常自发消失了。医生在与患者的每次见面之后，都觉得患者怀疑他，并且可能是想和他的合伙人约一个看病时间。这让他越来越不安。他不知道如何才能和这个患者建立一个持久的关系。

小组成员——大多也是刚开始工作前后的年轻医生——对这种情况表示了很大的理解。几乎所有的小组成员都讲述了作为"起步者"的类似困难，即不能得到患者的信任。一个年长的女同事也很生动地回忆了她工作后接诊的第一个患者，虽然事经多年，"但无法忘怀"。在谈到如何克服不确定性的讨论之后，小组转而讨论患者的情况。是什么促使他到门诊来？在家出现病痛情况之前发现了什么？有人让他来的？妻子，孩子们？他害怕了吗？他是怎么接受心电图异常这个信息的？他对要立即把他送到医院去的青年医生是什么感受？他又是带着什么样的感受离开门诊回家的呢？

在小组交流中，案例提供者脑海中凝聚形成了这样一些问题：是什么拦着他去医院？什么对他如此重要，以至于他无论如何也不愿意去医院？时至今日，他都没有想到要去问他这些问题。案例提供者打算回去就问这个问题。

在下一次巴林特小组上，案例提供者高兴地报告：他问了患者。这实际上并不难。患者最初像以往一样寡言少语。但最终，他告诉了医生：这个 70 岁的农民和他儿子一起在村子里工作。儿子有许多新主意，对此他不甚满意。在第一次来看病前，他和儿子为了是否购置一台新机器大吵了一架。老农夫觉得这个新机器并无必要，而且太贵了。儿子坚持说，他需要这台机器。吵完架后，患者感到胸痛和呼吸困难。他怕出现心肌梗死，因而来了门诊。当他听到这"只是"心律失常而不是心梗时，他松了一口气。他想立刻回家，盯住儿子别做"没意义"的事情。所以年轻医生的话他当时一点也没听进去，而是全都在想自己家里的问题了。

年轻的医生发现，他——与他儿子一般大的年龄——对这个生活经验丰富的老人做不了什么太多的解释。患者有自己的想法，儿子感到了这一点，年轻的医生也无法用其"新潮的机器"要求他做什么进一步检查。但他喜欢这位老人，尊敬他一生的成绩和他的态度。在这次讨论后，他们之间的关系融洽了。医生可以允许患者有他的"顽固"，有自决的权利。而患者显然对医生产生了信任，对医生讲了他的故事。

小组进程

在这里，我们看到一个典型的小组进程。John Salinsky（2001）将小组工作分为三个阶段：①支持医生；②对患者的故事和情绪发生共情；③观察医生和患者的互动。小组成员的讨论从对案例提供者深有同感并代入自己的故事开始，使案例提供者理解到：并不只有他一个人遇到这样的问题。这对案例提供者而言是一种情感释放，也让他能接受之后对其行为的轻度批判：你对患者足够了解吗？你问过他吗？这时的幻想为案例提供者打开了面对患者的新门。他太固执于躯体诊断，自己也总是生怕有什么闪失，因此总是希望患者在住院得到最佳的建议。他是如此坚持自己的临床观点——巴林特在"使命"里提到——以至于他没有领会或者询问患者的真正行为动机。小组扩大了他的视角。最后，他自己就能发现，他和患者之间建立了怎样的情感关系。这会留在案例提供者的经验中，就像关于移情和反移情、投射和防御的一课。虽然小组中没有提及这些概念，但是案例提供者理解了他卷入了什么样的关系模式。

案例 2

行善的可行性或者损害

一位 45 岁左右的患者来到神经外科门诊。她颈部不适，已在骨科检查过，并接受保守治疗。现在她要求对两个椎间盘做手术。从病历得知，她已经对三个椎间盘做过手术。神经外科医生一想到她所要求的手术就很不舒服。他小心地想和她谈谈躯体问题背后的问题。患者完全拒绝，称她没有任何问题或冲突。她希望手术。案例提供者在小组中表达了这样的担心：她最终会找到一个能够满足她愿望的医生。他仍然在想，他是否可以以不同的方式说服患者回到她的理智。

首先，小组成员表达了自己的失望，他们往往不能防止"患者在他们的怪圈"里转下去。这让人无助和愤怒。小组讨论了这样的问题：这位患者是否有家庭医生？为什么她直接自己就奔向手术去了？这是患者所需要的自主？这个患者想成为什么样的人？她的生活如何？有家人吗？一个骨科同事报告了一个椎间盘问题的患者，她是有家庭、特别是财务问题。他说那个患者在晚上睡眠很差，来回滚，早晨腰痛得几乎站不起来。他向患者解释道，背部肌肉缺乏放松可能导致椎间盘在夜间不能恢复"自然的水润"，逐渐枯竭和老化。可以对本案例中的这个患者也这么解释吗？能否说服她，更多手术并不能解决问题？即使专科医生善意地希望把她带到这条正确的路上，用了大量的时间和她谈话，但他最后还是得由她去，没能帮上她。这一结局令人悲哀。

承担责任

这位专科医生看到了患者整个人，而不只是他自己专业和技术那一亩三分地。他承担了对面前这个患者的责任。他不做手术的决定在小组备受肯定。医生直觉地发现这个患者需要手术以外的东西。心身问题部分是显而易见的，哪怕对这个患者的具体生活并不了解。同时，将患者带入正轨的可能性也很低。这一困难不断反复出现：在患者摆脱躯体化并开始分析性体验之前还有很长的路要走。巴林特的想法仍然是正确的："如果患者能够带着冲突来找医生，他就不需要疾病了。"

首先，医生必须接受在症状背后可能有内心冲突这样一个可能性，可以去思考和理解，之后，患者也可以去反思这个说法，从中获益。

案例 3

带来坏消息的人

一个内科同事报告说，他在为一个 70 岁的患者行胆囊 X 线检查时偶然发现了他有腹主动脉瘤。患者之前一直不知道他有腹主动脉瘤，也没有任何不适。他犹豫是否告诉患者这一发现。他迅速想了一下这样的消息可能会带来的后果。如果这个动脉瘤从未被发现，那么患者有可能某一天死于动脉瘤破裂。但也可能，如果他不知道这个危险，他将无忧无虑地生活，反而会活得更久。接着是手术的问题，这位同事可以想到，这个年龄和这样的状况可能是非常危险的。自然，患者问了这些问题。这位同事谨慎地解释了可能性和风险。出乎意料的是，患者镇静理智地听完了医生的解释。他希望有一天时间进行考虑，在与家人商量后再作出自己的决定。在案例提供的当口，手术正在进行。

与死亡的交锋

小组对这位同事的处境表示非常理解。有人回忆起了类似的经验。大家描述了焦虑、恐惧、希望、怀疑等各种情绪。然后大家想到了患者；如果能由了解他和他家庭的家庭医生去澄清这个状况该多好啊。内科医生是第一次看这个患者，很难估计患者的反应。看起来患者平静地接受了这一消息，决定与家人的讨论也是思虑周全。也许他并没有像医生担心的那么害怕会死掉。他是 70 岁准备好了，之前就面对过死亡？是年轻的内科医生自己面对这一消息而犹豫不决？他有着一个年轻的家庭，两个孩子，还处在另一个生命阶段。"及时行乐"和"拖而不决是生命的损失"是很自然的想法。小组中有一段时间讨论了我们的价值观，即如何在工作和个人生活之间、义务与自由之间、某些欲望和压力之间取得平衡。小组表达了这样的愿望：不论事情如何发展，患者能在他的生活中找到和感到平衡。但伴随着这一想法，大家的愿望也更强烈了：让患者在手术后还能继续生活吧。在休息的时候，这位内科医生给门诊打了电话，询问手术如何。患者已经成功地克服了手术并发症。所有的小组成员都非常喜悦。

下一个例子是由一位家庭医生报告的。

案例 4

及时行乐

一位家庭医生报告了一名 91 岁的男患者。她认识他 30 年了，知道他的妻子在两年前和、他的一个儿子在半年前去世了。患者年轻时经历了战争，作为一名军人出生入死，战后用 30 年建立了一个家庭，工作非常努力。他勤奋和节俭地生活。最近，他很少来门诊，看起来他挺好。他一个人生活并且经常外出。这次他因感冒，只想要一些药。医生做了体检，发现他体重明显减轻，在手臂和上身上有一行蓝色斑点。医生询问其原因，患者回答说，他绊了一下，以前也发生过，在他这个年龄，这不算问题。吃对他来说也不那么重要了，但他感觉良好。医生对此不很满意，提议开车送他回家；反正她要去他家附近做家访工作。她从之前的家访知道他的住址。他邀请她进去。她被屋子里乱糟糟的状况吓了一跳，之前他妻子还活着的时候一切都井井有条。患者微笑着说："现在我像一个大学生一样活着，感觉很舒服。以前我一直做不到，但是永远不会太晚，我现在可以享受这样。"几天后，患者的侄子，在另一个远方城市的一位内科医生，给医生打电话。侄子担心他的叔叔，虽然他有很好的退休金，但却是入不敷出，月底之前会收到赤字账单。这不是他认识的叔叔，需要有人照顾他，他自己一个人是不行了。当医生和患者谈及此事时，患者笑道，他知道自己在干什么，他就想花掉自己的钱。他和自己的儿子关系不太好，他也不在乎这件事，他不想给他留遗产。患者看起来非常快乐，无忧无虑，但是医生还是内心不安。于是，医生在巴林特小组提出了这个案例。

关怀和警觉

在这位家庭医生叙述此案例时，整个小组都在笑，在交换想法时更是如此。这位患者希望自己在老年时也有权利做自己想做的事，他应该享受每一天。小组中的男性成员基本都坚定支持这位 91 岁的患者。小组中的女性成员则持保留意见，甚至表示担忧。特别地精神科的同事对此颇有异议。患者真的还能照顾自己么？他看起来不是高兴，而是欣快。他会不会可能至少是轻躁狂？家庭医生能够独自承担这些责任吗？是不是应该有精神科医生参与？另一方面，事情又将如何继续？患者可能会被送到"疗养院"，失去自由，也许不能独自去城里，他刚刚获得的生活质量又会降低。他会难过，可能抑郁。那样的话有什么好处呢？在小组讨论过程中这位女家庭医生清楚地意识到，她更多害怕的是来自患者侄子的评判，担心如患者受到伤害其侄子会愤怒，这一点更甚于她怕患者可能会对自己带来伤害这件事。她最终决定，先严密观察患者，和他谈谈，只有在她觉得必要时再进行干预。在此基础上，她的恐惧感有所减轻。

下一个例子是来自急诊室的经验。

案例 5

在急诊

一名妇产科医生报告了急诊室的一个情况。一名 13 岁患者因剧烈腹痛由母亲陪同就诊。在检查时，女医生就觉得不舒服：是患者的母亲而不是患者本人在回答所有的问题。患者的母亲说，她规律月经已经一年了，她是个处女，她没有男朋友，等等。在问到特殊病史和用药史时，母亲均否认。看起来妇科方面一切正常。于是，妇产科医生请外科医生过来会诊，后者也没有病理性发现。患者母亲不经意提到，她给患者服避孕药1年了。医生非常惊讶：既然女孩没有男朋友，没有性交，这有何必要呢？患者母亲生气地说，她还有一个比患者大3岁的女儿，14岁时就生了一个孩子，现在必须由她来抚养；她不想再次陷入那样的状况。她要提前预防。她通过处方获得避孕药，但是把它给了小女儿。妇科医生认为，未预先检查就让一个12岁的孩子服用激素避孕药是极不负责任的——在她母亲给她服避孕药之前，她都还没有来过月经。但妇产科医生的话被这位母亲当作了耳边风。作为急诊医生，她没有机会对此施加影响力。

更好的母亲

　　这位女同事的愤怒是明显的。小组成员也表示了对这位母亲及其13岁的女儿的处境的愤怒。女孩必须为她的姐姐的行为承担后果吗？没人去通知她的其他看护人吗？在急诊中职责只是去明确下腹痛的妇科医生又有什么机会呢？她只能袖手旁观吗？谁会站在这女孩一边？谁站在母亲这边：一个单亲母亲带着两个青春期的女儿和一个外孙生活在一个大城市？这位女同事想到了自己的家庭和她受到保护长大的孩子们。但想到此，她也不确定：孩子们是否会有足够的时间和信心去向家长求助，又或者，早孕会对生活状况造成什么样的改变。这里存在一个棘手的冲突：一方面，医生从专业的角度出发，希望尽可能防止不正常的激素水平继续发展；在另一方面，母亲身处艰难的生活状态，求助无门；还有一个13岁的女孩，没有人和她交流，只因出现症状才让人注意到她。女医生深感无力、局限和不安。

悲伤、愤怒、无助

巴林特小组的一名儿科医生随即向当局报告了这一情况。儿童保护部门和一个助产士于是定期进行家访。但他们没能阻止这个孩子不久之后死于摇晃外伤（Schütteltrauma，虐待摇晃婴儿造成脑外伤——译者注）。这样的报告也出现在巴林特小组中。在这样的案例中医生所体验的愤怒、悲伤、内疚等情绪，不经处理可挥之不去，可能造成负担，影响后续工作。巴林特小组成员们在各自的工作中也都听到过类似的家庭状况。从这个触动人心的小组工作中我们领会到：一方面，我们需要对这种情况一直保持警惕；另一方面，我们所能发挥的作用是有局限性的。

一名牙科医生报告了下面这个案例。

案例 6

牙痛

一个牙科医生报告称，他给一位女患者拔了一颗臼齿并镶了一颗假牙后，女患者总是来找他。她主诉持续疼痛，但他查不出原因。牙科医生的同事给她做了检查，但也一无所获。此外，医保也不愿再支付患者的治疗费用。"我现在在门诊看到她就立刻头皮发麻，我不知道还能再做什么了"。牙科医生已经建议她去看心理治疗师，但她还是一直来牙科医生的门诊。"牙也是命。"（Stoffel 2003）

空洞疼痛着，没有被填上

对这一话题，小组成员谈到可很多关于牙齿的俗话谚语。"咬紧牙关"、"没了牙的老虎"、"毒牙"、"咬牙切齿"、"以牙还牙"、"塞牙缝"以及"无法填补"等等。在这些联想中，案例提供者想起，从他的门诊助手那里听说过，这位女患者的儿子在一场交通意外中去世了。这位门诊助手和患者住在同一个村子。这可以和牙痛的时间联系上。这一发现改变了小组的气氛，从对患者的烦躁和愤怒和对她的症状的无助感变得不同。大家注意到，小组对患者所知甚少。现在知道了，她有一个成年的儿子，大约 50 岁左右，她住在一个村子。她有一个面孔，一个故事。牙齿退到了背景中。在看牙医时她表达了什么？虽然医生帮不了她，她为什么还一直来就诊？她抱怨，她得到了满足。呆在家里会好吗？其他家人也经历了丧亲之痛，不想再听抱怨了。没有人能填补丧亲之痛这个空白。有时候，肉体的痛苦比精神的痛苦更容易承受一些。巴林特已经问过，是不是有些时候让患者承受身体痛苦比让患者的灵魂撕裂暴露更好？我们不知道这位患者是不是这样，是不是确实她的丧亲之痛投射到了牙齿的空洞上。但是，牙科医生的语调在巴林特小组工作中改变了。有一天，她的悲伤和痛苦也会减少。如果他的耐心陪伴能够慰藉这位他一直认识和喜欢的老妇人，他就会很乐意这么去做。他可以调一调牙箍的位置，和她说几句话，她下次还可以再回来就诊。他表达像父亲一样的反移情，包括了共情和耐心。

■第*6*章

精神科医生、心理治疗师、心身科
医生在巴林特小组中

巴林特首先提议由精神科医生和精神分析师担任小组长。

今天，在德国，精神科医生、心身科医生和心理治疗师都必须参加巴林特小组，因为人们意识到在这些专业中，关系工作是十分重要的一部分。

精神专业中的关系视角

一位心理治疗师报告了她参加巴林特小组的感受。她说她的理解变得更加整体了。"通过与医学的再次对峙，我更加充分地意识到，精神分析使得躯体、无望以及死亡的广度都被大大回避了……"。一个更重要的心得是，她的贡献也有助于治疗躯体疾病的医生们。之前她认为"可能不再需要她的帮助了，所以没有她也可以。"（Halewitsch 1988）她在这里表达了进一步推动"医生的心理化"的愿望。

另外，据我的经验，巴林特小组能够使得生物学和分析学派的精神科医生之间鸿沟缩小。正如巴林特所说，巴林特小组架起桥梁，将精神分析和精神动力学思维当作和生物学一样重要的基础整合进入专科医生培训中。

案例 7

共同防御

一位参加精神科助理医师小组的女成员报告了一位 49 岁的患者，后者因抑郁症状在医院住院接受药物治疗。她和这位患者定期面谈，因此对他之前的情况很了解。患者告诉她，自己的经历坎坷不幸。在他 3 岁时，父亲死于交通事故，母亲独自一人带着 5 个孩子。他最小的妹妹当时才 8 个月。他排行老四。母亲的处境非常困难。他尽量不给母亲添麻烦：或者帮忙，或者就让自己消失不见。这个特点他一直保留着。在住院时，他体贴、友善、勤恳，会给其他病人端咖啡，善于倾听，或者根本不引人注意。3 年前，他的妹妹自杀了；1 年前，他母亲去世了；6 个月前，和他在一起 20 年的生活伴侣也自杀了。在和女医生的谈话中，很明显，他期望和她建立私人关系。他会说："一起去游泳好吗？"或者，"假如我认识你时，你不是我的医生多好"。女医生很吃惊，告诉患者他们只会停留在医生和患者关系，但这对他似乎是不够的。医生对自己也很吃惊，因为她注意到自己也感觉到被奉承了。她依旧认真地对待患者。同期，患者的状况改善，接着就要出院谈话了。她感觉不安，想躲开他。

小组成员通过临床工作和巴林特小组已经互相了解了；气氛开放愉快。可以直接讨论这一问题。于是，大部分成员表达了对这一处境的理解。这位患者看起来状态尚可，令人愉快，相貌挺好，不怎么提要求，很满意，病情康复良好；小组中大部分成员都觉得他很讨人喜欢。但是一位女医生却开始思考：是什么原因造成他的长期伴侣结束了自己的生命，却没有信任和告诉他问题所在。他为什么没有注意到她的状态不好？他希望伴侣关系是什么样？他曾像对其他病友一样对自己的伴侣体贴和勤恳吗？还是他其实还有另一面？案例报告者回忆起他在住院时因一些小事时出现的情绪爆发，不多，但是很强烈；之后又像小男孩一样内疚。这位患者的攻击性一面在哪里？他是在需要独立约束的时候就有攻击性吗？他真的能自我约束吗？他常常表现得孩子气。案例报告者突然想起来，他有酗酒问题。她为什么忘了这一点？一位同事推测，她愿意把他当成"好病人"，把患者的问题都防御在外。这让患者在医生眼中令人愉快，让医生在患者眼中充满好感。他可以将她理想化，她在他需要她的时候能够出现并照顾他。他可以将对母亲和伴侣的愿望都投射到她身上，同时满足了医生的愿望：将他的抑郁治疗成功。这次治愈会维持多久？他还会旧病复发吗？

在小组活动结束时，案例提供者说，她现在感觉到：首先可以放手让他出院，明天会和他进行一场短暂的、友好的、就事论事的出院谈话，她自己则会平静地看待他的再入院。她重新获得了专业距离，能够体会到患者的各方面，包括那些被防御的、不愉快的方面。

无意识共鸣

精神科医生-患者关系中有非常多的卷入机会，在访谈情境中会建立起信任和私密。这与人相关，而不是躯体疾病或者躯体症状。不可能*保持距离*。情感常常会直接地、不受控制地出现在关系中。住院环境更加令患者退化。在本案例中，这位患者的假自主姿态看起来讨人喜欢，另外还有症状好转这一*礼物*，但实际上这些不能带来对动力学的深入理解。在巴林特小组中小组成员们最初也会共鸣进入整体防御中。小组工作的优势在于，无意识的共鸣——例如这个案例中患者的攻击性一面和依赖性一面——也会被摄入，并在小组进程中的某个时候呈现出来。这需要时间，就像在现实生活中一样。因而我们希望小组时间为90分钟。这在开始小组工作时，不少人认为是浪费时间。我就不能更快领悟我和患者的问题在哪？小组长作为更有经验的专家能不能直接帮助我并给我答案？这对小组长的诱惑是非常大的。但从我们的经验出发，理性的解释常常很快就会被忘记，情绪的洞察才能带来深入的理解和持久的改变。

案例8

共情和假象

　　一位60岁的女患者因为疲劳性抑郁来到门诊。报告案例的女医生接诊了她，对她的处境表示非常理解。患者友好亲和；她很快好转。从病史中，医生了解到患者无业很久了。她的丈夫酗酒并因为肝脏损害去世，在唯一的儿子自杀后，她搬回到了母亲和兄弟那里。她最近在照顾患阿尔茨海默病的母亲。在接诊的间隙，医生从患者的弟弟那里得到了不一样的画面。他将她描述为不可靠、混乱、购物狂，并且吃很多药（镇痛药和镇静药），喝很多酒。家庭实际上需要反过来照顾她，并不像她所说是照顾患病的母亲。医生生气、失望，之后，与女患者的关系也明显受到了影响。

平行进程中的内疚和羞愧

　　小组也很气愤。患者让案例报告者失望了，没有告诉她实情，欺瞒了她。"典型的成瘾病人"。这背后藏着一个被宠坏了的孩子，骗取关心，玩弄他人。小组开始猜想，她的悲惨的命运有多大程度上是自作自受？她和丈夫和儿子的关系如何？她在那些关系中说实话了吗？自我中心吗？门诊时的抑郁症状是不是演的？案例提供者在听到小组这些发言后感到不安，分享说她感到羞愧和内疚，不知道是不是因为她原因让患者退回到了一个特别差的状况。当然她也生气，但患者的抑郁症状仍然存在，案例提供者还是希望能帮助患者。内疚和羞愧这一成瘾者的主题变得明晰起来，案例提供者在平行进程中有更深入的认知。小组成员的反应有差异：一方面是对患者的共情；另一方面是保持距离，不愿意原谅患者。

这位精神科医生在和患者的直接接触中经历了进和退，她表示希望和患者保持一个适中的距离，让她看清真相，但又不必受挫转身。

案例9

理解或者认同的陷阱

一位学生被警察带到了精神科门诊。他被发现时正裸体站在桥上，看起来想要跳下去。他对警察声称他的父亲正受伤躺在地下室，他们之间刚有过激烈的打斗。经警察调查证实，他的父亲没有受伤。这名学生对这位接诊和报告案例的同事说，他想要自由。但同时他又给人以他在寻求关心和理解的印象。医生了解到他在欧洲无目的地游荡了一年，就是为了和家里人保持距离；但之后又想要亲近家人，于是回来了。这位年轻的同事能很好理解他在寻找什么：亲近，但是不受束缚；一个能接受他本来面目，而不是在他身边唠叨不停、总想要改变他的父亲。但是他又不确定是不是将自己的想法和愿望投射到了患者身上，是不是轻视了或者根本没在意患者的精神疾病。

所以他在小组报告了案例。

精神障碍的诊断和治疗

Werner Stucke 作为一名精神科医生和巴林特小组组长在小组中一再告诫不能过分心理化解释，必须识别精神症状并严肃对待、规范化治疗。仅采用分析性谈话治疗在这里是不够的。精神科的另一个困难在于：患者常常没有求助动机，不是自愿来诊的。这个患者是由警察带来的，在这样的情形下建立信任常常很难。

在小组中最初弥漫着关切，感到患者是一个有"差劲父亲"的"可怜的年轻人"。小组的第一反应是同情他和他的处境。他获得了医生这个想要保护他的"大哥"。同情使被同情者变小。医生很快就忘了患者是一个 20 岁的男人这个事实。在这一想法出现后，精神疾病诊断浮出水面：一个男人，裸体站在桥上，看到他的父亲受伤躺在地下室。这背后是什么？这样的状况仅仅能用精神动力学解释吗？我们不应该做精神科鉴别诊断吗？患者现在需要足够的精神科药物治疗。当患者不能和自己的观念保持距离，但医生能够。精神科医生通过在小组工作中对小组进程的观察获得了这一点。他能够抛开对患者的认同，发现重拾职业化态度是有支持和帮助作用的。

■第 7 章
有学生参与的巴林特小组

7.1　为学生设立的 Ascona-Balint 奖
7.2　和大学生的小组工作

巴林特在最初的"培训暨研究"中没有包括学生。

生命经验

"总体而言,合格的医生比学生更加适合接受心理治疗培训……其次,执业医生比学生的一个巨大优势是他们了解生活……他们有时间在自身工作中去检验在医学院和医院所学到的,因而对权威能够较少依赖或者对抗,也就是,更加公允谦逊。另外,全科医生一般比医学生更加年长和成熟。一个 20~33 岁之间的男性或女性,自己还没有多长时间的稳定性关系经历,自己还未立足、更别提养家,很难想象他们能够去理解复杂又难以言说的婚姻关系或者自我中心的需要与对他人的义务之间的深刻矛盾。"(Balint 1957)

时代已经改变了,我们关于这一点的经验和态度也发生了改变。

7.1　为学生设立的 Ascona-Balint 奖

学生-患者关系

有大学生参与的大量巴林特工作开始于瑞士的阿斯科纳（Ascona）。Boris Luban-Plozza 邀请学生来到 Monte Verita 讨论学生-患者关系，并将此作为会谈的重点。

给学生的国际巴林特奖

因之发展出了 Ascona-Balint 奖，开始的时候每年在 Ascona 颁发，从 2001 年起每两年在 IBF（国际巴林特联盟）大会颁发。有三篇优秀论文会被选出，并且其作者会应邀在大会上做论文报告。在获奖的同时他们会获得来回旅程、食宿、会议费用的资助。

获得奖励的有来自全世界的医学生的医患互动案例报告。文章的内容方面可能有以下例子：

- 展示：介绍一个亲身经历的学生-患者关系。不允许应用博士毕业论文或者学位论文。
- 反思：描述学生对关系的体会，包括以学生个人身份或者作为小组的一员的身份。可以描述多重的关系，例如学生和不同专业的工作小组的关系，又如不同机构间的合作关系。
- 行动：学生对不同挑战的适应，并描述相应的反应。
- 进步：讨论如何提高学生们在未来的学习中的注意，以及回顾当前哪些方面还没有得到足够的关注。

这些论文有些会发表（Stubbe 和 Petzold 1996；Petzold 和 Otten 2010）。这里我想选一个这样的论文，并且简短总结之。

案例 10

学生-患者关系的治疗作用

一个来自以色列特拉维夫医学院的大学二年级的学生，报告了一个他在一年级见《社会背景下的医学》课程时所遇到的一个患者。这一课程中的学生们伴随他们的患者 7 个月；在此之间，他们每个月访问患者两次。每 2~3 周这些学生们会以小组形式和督导者会面一次，报告他们的经验。这些学生需要注意疾病如何影响了患者的心理社会方面状态，并作出计划如何来改善患者的状态。这位学生报告称，他是带着怀疑和焦虑开始这个工作的，因为他当时还没有足够的医学知识。他被分配了一位腰痛的患者。这位患者经历了多次手术，目前活动受限，并且还罹患糖尿病。这位患者的女家庭医生正好是这个课程的负责人，她还给了这个学生一个任务，就是去影响患者，将他的生活习惯和药物治疗调整到适合糖尿病。患者的糖化血红蛋白（血糖水平的长时间标准）在很长时间治疗后还是很差。

这位学生到患者家做了访问。他发现，这位 63 岁的患者和他的家人——妻子，两个孩子，五个孙辈子女，以及邻居朋友——相处良好。学生感到，家庭对患者是热心和支持的。不久之后他就开始乐意拜访这位患者了。他们互有好感，患者常和他聊天，也回答他的问题。有时他们还谈谈政治和体育。学生了解到，患者之前是一个很好的运动员，特别是游泳。但在他的椎间盘手术失败后，他就什么都不能做了。他避免一切在别人看来可能是负担的活动。他的一大苦恼是，现在他的妻子必须承担很多他之前可以做的体力活，例如提着沉重的购物筐。患者说到这些时不禁泪眼盈盈。患者的一个成年儿子也很喜欢水上运动，他每天在海边做自愿救生员。他照顾过一位残疾的坐轮椅的人，每天和这位残疾人一起下水游泳。学生惊讶地问儿子，他能不能也和他父亲一起去游泳。学生得到的答案是，儿子在工作中已经很忙了，而患者不愿再打扰儿子的休息时间了。之后学生又问过他几次这个问题。当7个月快要结束，学生在一次访问时发现患者很兴奋。他说，他的儿子也打算带他一起去海里游泳。不久之后学生又听说患者和他的儿子都很开心，他们现在打算以后规律地一起到海滩去游泳。在课程结束时，课程负责人告诉学生，患者的糖化血红蛋白值很好，问学生是如何做到的。他必须承认，他从来没有和患者谈过饮食或者运动。他问自己：这一切是怎么发生的？患者完成了生活方式转变，他鼓起勇气向儿子求助，现在他们两人对此都很满意，心情也都变好了。这对代谢有影响么？也许他更听女家庭医生的医学建议了，依从性改善了。肯定身体活动，游泳是有助的。"我对此作出什么贡献了呢？"学生自问。他也清楚，以后他不可能在每个病人身上花这么多时间，建立如此深入的关系。他还知道，他——与课程要求的不符——和患者建立了非常私人的关系，在和患者的实习接触结束后仍然保持着联系。他其实应该学习和患者道别的。抛开这些不符规范之处，关于《社会背景下的医学》，他学到了很多。他现在确定，和医生与患者的关系一样，家庭的支持对疾病有着积极的影响。

7.2　和大学生的小组工作

学生的生活现实

在和实习学生的巴林特小组工作中主要有以下主题：

a. 未来医生们的社会化问题

b. 在大学医院结构中的实习学生角色

c. 对医生理想形象的分析

d. 自我体验的愿望

在学生-患者关系中是不是常常掺有机构和等级因素？那么就出现一个重要问题"对和患者的关系有影响的有哪些；结构对之有什么影响？"系统的意义以及它对关系形态的影响将变得很明了。

临床工作的现实

带领学生的巴林特小组还有一个特殊之处。医生或者心理医生作为小组长会或者被视为临床机构和现有的临床教师的代表，或者被视为躯体医学理念的反对者。他还可能被定视为医生的理想形象（而他实际上也在苦恼于一些情绪和患者事务）以及整体医学的代表。

对临床日常工作的分析有益于学生们提高对临床机构的容纳度，同时又不失批判，另外也使他们能够对理想形象以及自我形象有不同的认识。对患者的两个态度都应该保留：理性的和感性的，躯体的和心理的。

学生们在巴林特小组中常常会报告，对他们而言，判断和保持与患者的专业距离很困难。他们听到了行为规范，在临床中相应去做，但并不总是成功。

案例 11

远和近

一位男学生在一次学生的巴林特小组中讲述，他把自己的电话号码给了一位年轻漂亮的女病人，但之后他很快意识到这是错误的。这位患者是一名生物学学生，因为下腹不适来到急诊的。他在急诊练习采集病史。他提问，她很信任地回答；谈话挺愉快，之后他们还聊了会儿。然后他就看下一个病人了。最后他完成了他的工作，但还有点时间，他打算用来练习超声。当他走进超声室之后，在那里躺着那位女学生，脱了衣服准备接受检查。这是他意料之外的，他努力保持专业性，不让对方看出来，心如撞鹿般给女患者做了检查，并试着又回到聊天的语气。在分别时，他问她以后是否愿意见个面，并把自己的电话给了他。之后他意识到自己犯了错误，马上去主任医师那里讲清了事情原委。主任让他安心，但他却一直自责。

他在学生巴林特小组中讲了这段事情，明显自责和自惭，等着同学们对他大批一顿。"人怎么能……"但是相反，小组中一个接一个自揭了相似的情形。这次的主题是情感卷入，过于靠近，界限困难。在还不是医生、但又不再是热心好人的这一身份角色不清的阶段，面对其并不了解的患者时感觉不安，不知道他们对自己的期待是什么，另外，又清楚地知道还有很多知识要学。

对关系体验敏感化

在学生中进行的巴林特小组有减压和定向的作用。从学生的角度讲，这样的小组比医生的小组提供更多的自我体验成分。学生们描述的情形是十分有情感，常常是感情过度的。角色不确定感会导致无助和依赖感。在这些感受方面，学生和患者是非常相似。在混合的巴林特小组中，学生常常会进入患者或者其家属的立场。在小组工作中，他们对关系体验变得敏感。于是，在重要的学院医学内容之外，关注点也转向医患互动以及心理学。如案例 10 所述，还会提出心身医学问题：患者心理状态会影响代谢么？学生一般对心身医学视角是很容易接受的。这就隐藏在他们的最初职业兴趣里。他们中很多在开始学业时是带着整体医学的理念的。治病救人、助人这件事本身就是一个社会学定向。只是在开始知识学习后，在临床前的自然科学为主的教育中，立场改变了，人文的框架逐渐被自然科学兴趣所替代。患者在临床专科中变成了"病例"，"症状携带者"。而与患者的交往和关系的重要性却很少再被提及了。

病史小组

病史小组（Schüffel 1988）和青年巴林特小组（Luban-Plozza 1998）填补了这一裂痕。目前有一部分大学是将巴林特小组作为必修课来设置的。在英国、瑞典、芬兰即是如此，在德国也已开始这么做。

案例 12

从模型学习

　　一个女学生获得了在一家大学医院产科实习的工作。来了这么一对夫妻，都是大学生，待产他们的第一个孩子。这位女学生被允许在分娩时在场。在孩子出生后，她注意到整个分娩小组都屏住了呼吸。她仔细看了孩子后也震惊了，孩子有基因缺陷——唐氏综合征——这还是很明显的。那位母亲问周围的人，一切是否正常。没有人敢把这一发现说出来，都含糊回答"对"，接着就是"儿科医生马上会来常规看一下孩子"。在儿科医生进来后，所有人都很快离开了产房。女学生留在了那里。这位儿科医生看上去也震惊了，他检查了婴儿，然后说他希望请示一下他的主任，接着离开了房间。这时，只有女学生和这位变得有些焦虑的年轻母亲在一起。这位女学生很愿意和她说话，但是由于规定只能医生去交待临床情况，她没说什么。很久之后，主任终于来了。这期间，女学生很受折磨。在反复检查后，主任尽量就事论事地告知了这位母亲；女学生注意到了他的惊慌不安。然后他就消失了。这位母亲却令人惊讶地镇静，并对这位女学生还在房间里感到高兴。而她却只有嚎哭的心情了，她感觉无法应付这样的情形，并且很生气，没有人去照顾这位母亲，也气愤自己不知道如何对母亲说下一步怎么办。

　　小组中也能感觉到震惊。"我不希望自己遇到这样的事。"小组同学们很容易进入母亲的处境和女学生的处境。进入这些有经验的助产士和儿科医生的角色则很困难。当然没有人愿意扮演带来坏消息的角色。但这不该是医学教育中的一个重要内容吗？他们希望自己在这一处境中更接近母亲还是更接近其他老练的医生的状况？有人需要花时间，坐到床旁，澄清当前处境，现实地、关注地、理解地、权威地提出问题，承受悲伤和痛苦，而不是逃跑。一个残障孩子的出生意味着和期待中的健康孩子道别，接受这个生病的孩子对父母而言意味着另一种生活。

这个报告会留在学生的记忆里，在这位女学生处于责任医生的位置时，可能还会再浮现出来。在学生阶段开始巴林特小组工作，意义非常。

一窥幕后

在混合小组中，学生和医生可以从对方互相学习。我们的体会与巴林特所提的假设不同。学生们带着自己的生活经验，共情能力和开放好奇的个性使得小组更加丰富。他们也得以一窥系统内忙碌的同事们的不安、矛盾、忧虑，这些他们在大学日常生活里预感到、但又无法谈论的感受。

第8章
同质或异质巴林特小组

8.1　不同职业的小组
8.2　不同文化和国籍
8.3　在不同的国家

基础共识和基础理解

巴林特自己是从全科医生同质小组开始小组工作，并对"医生即药物"的作用进行研究的。在当今的绝大部分小组更多是关注培训这一方面。巴林特小组是专科医生继续教育中必须的，也可用于所有医生、心理师、心理治疗师等的进一步培训。通过巴林特小组，组员们首先获得心身医学视角、分析性思维的训练以及通过反思困难的关系、识别自身在关系状态中的作用以及通过和患者以及其他*配角*的视角互换而获得释然。

在同质小组中，只有全科医生，只有精神科医生，只有妇科医生，只有心理科医师等等，组员们工作于同一领域，有很多基础共识，有着相似的日常工作形式和内容。组员们无需解释很多就能相互理解，能够很快进入情境。这也带来一个危险，即盲点，大家对某些东西都视作理所当然而不去询问。巴林特尝试平衡这一问题的方法是：将他自己（作为精神科医生）以及他的妻子（作为社会工作者）的视角加进小组中。这意味着小组长没能一直保持克制，而是积极介入，给出澄清，描述自己的观点和经验。这里也有一个危险，即，小组长成了"最聪明的组员"（Balint 1957），不能完成他作为小组长的职责。

从其他生命世界而来的幻想

在异质小组中，组员们除了不同的个性、文化和宗教视角，还带来不同专业视角。对案例的事实性问题需要更多解释，诊治是什么，特别是一些专业术语是什么意思，这对小组中所有人都有增益。另一个好处，随之而来的判断也必须首先保持开放。可能小组的融合和工作效率需要一段时间才能建立。

Kornelia Rappe-Giesecke 描述了异质和同质小组的各自优势（Rappe-Giesecke 2000）。在同质小组中，有很多是默认的，不必再解释，例如专业术语或者手术方法或者检查流程。一个妇科医生小组可以默认大家对例如人工生殖的方法和困难都有同样的科学了解。

如果不同职业或专业的组员坐在一起就有必要解释澄清了。可能案例提供者在这一过程中就对他的问题有了新的反思。这就可能产生另一个新的视角。在小组进程的联想阶段，异质小组中会浮现出来自另一个*世界*——不同职业领域——的非常不同的幻想。社会工作者对医院的体验与医生不同，牧师对精神科门诊的体会与精神科医生不同。这里，现实经历视角交流就已经是一个益处。

8.1　不同职业的小组

与谁为伍

异质可以指不同专业的医生参加同一个小组，还可以指不同职业的成员一起工作，例如学生、医生、心理师、医院护士、护工、社会工作者、理疗师、音乐治疗师、芳香治疗师、医生助手、医院宗教服务人员、教师、工娱治疗师等等坐在一个小组中。这里的一个重要前提是，每个成员都准备好进行关系澄清工作，也意味着带来各自的令人困惑的关系故事。

案例 13

自身的视角

一位医院的女牧师报告了一位最近经常在她的谈话时间的女患者。她在这里为精神病院的患者提供信仰问题的讨论。这位女患者感觉自己被上帝遗弃了，任人摆布，在日间门诊中不被保护。患者觉得她的医生和护士们对她也照顾不足，不倾听她，按照经济要求和强权安排她。女医生觉得她描述的就是自己，她对医院结构也有类似感受。我们做了一个雕塑（第 9.1 章节）。案例提供者塑造了下面的场景：女患者躺在地上，女牧师跪在她身旁，在她之上站着一位医生，一位护理人员，一位护士，在一张椅子上坐着强权。所有人都感觉不舒服；在椅子上俯视所有人的强权感觉不安和孤独。在第二个场景中，患者的扮演者改动雕塑，所有人都同一目光高度，一个不寻常的位置。现在患者不安全了。强权感觉自己和之前相比更有能力了。牧师希望能从小组中退出来，和患者在一起。

疾病是丢脸

接着的小组讨论主题是患者的精神障碍，从案例的描述和牧师的体验仍不能对之清晰把握，精神科医生同事们都想要更多了解。如果患者显得不是机构的牺牲品，而是一个被打上疾病标签的人，她的体会有不同么？谁该对她的命运承担过错？我们是不是都在寻找一个过错者？患者带着失望来到牧师这里，没有一个"慈爱的"上帝保护她，让她可以依赖，而不像医生、护工、机构那样让她孤独一人。显然，将她的艰难处境推到"恶的"强权头上，对双方而言，都是一个解脱，这样就可以解放"慈爱的"上帝。患者可以一直躲在这一假想中。在雕塑中，最先呈现的机构等级事先既有、僵化分明：患者躺在最底下，无助，无保护，独自一人，只有牧师跪在她身边朝向着她，提供支持。强势者并不在意。让所有人都平起平坐的愿望带来了第二次雕塑。意外的是，在这个雕塑中，患者仍然感觉不舒服。牧师希望和患者从门诊消失掉，救她。这一次，不仅精神科医生同事表达了这样的顾虑：是不是患者的疾病是罪魁祸首？帮助能是这样子么？患者是不是误以为有这样的"简单办法"，"如果其他人都对我好，我的病就好了"？疾病是丢脸，精神疾病更是。共同否认最初带来一些释然。但是其作为防御方式并不能带来足够的治疗，反而可能是造成妨碍。患者真正需要的是什么？牧师从小组的讨论反思开去。她从最初对门诊状况的愤怒，到为没有看到精神疾病而感觉羞愧，到思考并修正自己的观点进而领悟。这是她通过与不同专业领域的同事交流而得。"在我认同患者之前，我应该更多进行这样的接触和交流。"

"环境的错！"

对其他的小组成员，医生心理师，社会工作者，这也是一次令人印象深刻的演示。我们不都愿意找现实原因，找谁是过错者，把责任推到体制上去么？别人在体制中，我们不也是体制的一部分么？我们不也都愿意短见和幻想"如果……就行通了""如果……就都好了"？最后认识到，对疾病的无能和无助以及相应的愤怒就是这样被防御了。

小组参与者在实际工作中的不同视角在此在很大程度上有助于澄清。

8.2　不同文化和国籍

全球化，国际化

异质性还可以指小组成员来自不同的文化，有着不同的国籍。在我们的国际大会上当然会有这种情况，但在我们的工作机构以及在固定的例如来参加心身基础照护课程的同事中也越来越多见。这是一个实质上的拓宽，就像我们接诊了来自不同文化圈子的患者。在这种情况下，能帮到我们非常多的是去询问什么推动了患者那么去做。

在一个周末的培训会议上进行了这么一个由来自印度、巴基斯坦、土耳其、波兰、越南和德国的同事共同组成的巴林特小组。

案例 14

共情的界限

一个德国男同事在这一次小组活动介绍了一名来自阿富汗的患者。患者童年时住在邻近土耳其的山区，之后和家人一起逃到了土耳其，在青年期时又从土耳其来到了德国，现在因为抑郁住在德国的精神病院里。德国的男同事想要和小组一起寻找方法如何能帮到这个年轻人。患者几乎不说话，不表达他的经历。德国的男同事也不太清楚他自己对这个患者的情感。他知道，患者为了活命杀过人，这给他带来不适。但另一方面德国的男同事又觉得羞耻：他自己是在安全的环境中长大的，在他的童年和青年时期没有经历过大的苦难。他谈论了这里包含的不公平。

一位德国女同事在这个周末介绍了另一个来自南斯拉夫的女患者。

案例 15

不安

这位患者来自南斯拉夫，在德国已经生活了 10 年，讲少量德语，由其 16 岁的女儿翻译。她丈夫打她；他的大儿子因为在德国犯了刑责已被遣返南斯拉夫；第二个儿子也因为他的父亲关系不睦而和家庭疏远了。患者希望借女儿的帮助能摆脱丈夫的暴力，但是不成功。她现在住在住院部。女同事不愿意让她出院，觉得她有自杀倾向；患者的丈夫也联系不上。

我们彼此理解什么？

治愈

我们可以感受到这位两度逃亡、漂泊异乡、曾在情报机构工作、可能还欠有人命血债男患者么？治疗的目标是什么？德国的精神科、药物或者这位同事能帮到他吗？

我们了解南斯拉夫患者的家庭结构吗？了解她的经历、她的过去吗？患者在精神病医院得到很好照顾了吗？她或者外部环境没有变化。即使不算语言障碍，德国医生能和患者建立什么样的关系呢？

小组是国际性的，其成员都尝试去理解案例。各自过去的生活变得生动起来。我们因此靠患者更近了？

会议的内容反映了社会状况，提出了关于融入、宽容和共情的问题。焦虑、防御、误解很明显。

小组努力去理解在这两个案例中健康意味着什么，治愈指什么。打人的丈夫是万恶之源？或是思乡之情，或是离家的儿子，或者家庭分崩离析？每个小组成员因其背景都有不同的想象。

来自阿富汗的抑郁症患者能够从他的生活中找到平衡，走出目前的情况，并重新开始吗？在一个他没有家的陌生国度？

但是，经历周末的课程，我们体会到对于情感的理解是可能的。无论其文化背景是什么，对所有人而言，人际关系的意义，还有孤独、亲近、接受或拒绝都变得清晰起来。

周末的巴林特会议中运用了角色扮演、想象、心理剧和雕塑工作。出现的画面，更不容易被误解，首先不用语言制造直接的情绪印象，之后能够通过词语描述。

8.3 在不同的国家

在国际巴林特会议上,跨文化混合小组是一个重要的交流途径,扩展了我们对文化、工作方式、卫生系统、政治和社会背景、关系模式的理解。

案例 16

政治、历史、文化背景

在克罗地亚,一位男性家庭医生介绍了一个他的长期女患者。上一次和她会面让他感觉悲伤无助。这是在战争(克罗地亚战争1991~1995)之后。患者在访谈时间来就诊,他简短和她打了招呼,他还有几个患者要看,她就坐在了候诊室。在叫到她时,她已经不在那里了。不久之后,她的丈夫来了,解释道,她的妻子观察到医生和一个塞尔维亚人握手了,之后她就离开了诊室。他请求医生理解他的妻子,她在战争期间有过一些恐怖的经历,被一个塞尔维亚人强暴了。她说她不能接受一个和塞尔维亚人握过手的医生。她很遗憾,她一直很信任医生,现在也并不指责医生。但是她不能忍受这一点。案例提供者很受打击,他能够理解患者的处境,但还是决定,对不同民族一视同仁,就像之前一样。他作为医生想要平等地对待病人。

战争和它的后果

　　小组成员来自不同地区，也都失措了。悲伤蔓延。他们能够共情患者及医生。时间能治愈伤口吗？这位女性能和谁一起处理她的创伤？这样的状况下有心理治疗性的帮助吗？很多人都深受感染。这位同样经历了战争的医生，他感觉怎么样？他说过，他觉得很悲伤，他的孩子们现在更能根据声响分辨飞机型号而不是鸟鸣声。他担心孩子们离家上学路上的安全。他能够谈这些。患者还不能。也许再过些天。会出现希望的，这是需要时间的。多久？来自其他国家的战后体验被唤醒。一位德国女患者在二战之后40年来到她的女急诊医生那里，同时一位波兰人坐在诊室里，他的住处就是她在40年前被驱逐过的地方。她在年轻时也曾经历过可怕的事情，显然还没有过去。案例提供者和他的患者有很长时间的良好关系，他喜欢这位患者，他自己也经历过战争，想要帮助她。她没有对他个人提出指责。他会为她保持诊室大门开放。

　　罗马尼亚的一位女医生的报告：

案例 17

无法解决的矛盾中的医患关系

　　一位女同事报告了一个家庭；母亲和儿子都在她那里接受高血压治疗。她很少看见他们，实际上他们自己取药。一开始，母亲的血压很高，很难治疗。儿子的诊断却比较模糊；她的印象是，儿子焦虑，担心自己变得和母亲一样生病。有一天她告诉他，她认为他不需要再服药了，他变得不安和难过。在经过很多询问后，医生得知，他不是为自己取药的，而是给他母亲的。这位罗马尼亚女同事告诉小组，给药是按分配制度的，这位老年女性得到的治疗实际上不足。只有在加上儿子的药物之后，她的血压才降到正常。医生现在觉得左右为难，她要支持他的骗局，继续给这位儿子开他实际上不用吃的药吗？如果她不这么做，会发生什么？她的患者哪天会不会发生卒中或者心梗吗？而这位女同事如果东窗事发又会面临什么？

卫生系统的作用

一个困难的处境。小组中表达了对卫生系统分配方案的愤怒。那些来自没有这样限制的国家的医生们觉得轻松，担心可能有一天由于老龄化社会到来而没有足够的钱用于每个人。儿子被证实是一个有尊严的人，而不是骗子。这不能改变这样的事实：是他把医生带到了这样的处境。他为什么不继续编造一个好的理由说他为什么取药呢？团结互助成为小组的主题；富裕的国家应该支持贫穷的国家。有人提出应该区分非必要治疗和绝对必需的治疗。这个问题只是需要个例解决还是需要全面思考？案例促动小组有了很多建设性的思考，虽然大家都知道这并不能解决这位女同事面临的整个具体冲突。

第 9 章
结合其他新颖元素的巴林特小组

9.1　雕塑

9.2　角色扮演

9.3　心理剧

9.4　想象

纳入心理治疗方法

在巴林特工作中，我们希望通过其他小组成员的自由联想、幻想、报告感受、猜想和想法来使得案例提供者对医患关系形成新的观点，并意识到系统、环境对这一关系的影响。

当我们用其他心理治疗方法补充精神分析性方法时可以促进对感受和幻想的切入。

9.1　雕塑

系统性视角

从系统性工作而来的雕塑提供了这样的一个可能性。雕塑是由

萨提尔在 20 世纪 70 年代发展用于家庭治疗的一种方法。在 20 世纪
80 年代，Thea Schönfelder 第一次在吕贝克的德国北部心理治疗会议
上进行了令人印象深刻的介绍。

通过雕塑，案例提供者在巴林特小组中可以通过扮演者们的立
场去看待困难的医患关系，进而获得新的印象和观点。

通过角色扮演者和小组长的帮助，案例提供者得以隔开一段距
离去观察他的问题。他站在自己的身边，可以通过他的扮演者观察
所发生的，在一段距离之外，常常会出现新的观点，揭开盲点，出
现不同性质的情绪。

步骤

我们推荐以下的步骤：像常规的巴林特小组一样，自由介绍案
例。提出事实性问题。然后小组长询问案例提供者应该选择哪些对
医患关系可能产生影响的角色。医生这一方可以有主任、管理机构、
护工、医疗保险、卫生系统等，患者这一方可以有亲属、同事、上
级、疾病等等。在其他的职业小组中则相应去寻找角色。

接下来案例提供者从小组成员中选择扮演这些角色的演员，将
他们摆成一个雕塑。摆雕塑时重要的是角色之间的位置如何，是否
互相看着，保持什么样的姿势。小组长陪同但不影响案例提供者建
立雕塑。

案例提供者有安静的环境和时间去调整雕塑，可以从各个角度
去观察所摆的雕塑。

感受到不同的体验

所有的小组成员在这一阶段就清晰感受到雕塑，在之后的讨论

中会反馈自己的观察，供案例提供者采择。

在雕塑完成后，案例提供者站到每个角色的身后，告诉角色一句话——以他的理解——角色在这个情境中的所思所感。

最后，案例提供者退出雕塑，扮演者们停留在雕塑姿势中一会儿时间，要心里记着那句话，并体会内心感受。

扮演者的感受

接着小组长走到每个角色那里，对他们进行采访，询问他们的体验。采访的顺序由案例提供者决定。这里，小组成员可以又有重要的观察：案例提供者忘记谁了么（例如患者，或者扮演他自己的人）？谁的感受他最先想知道，谁最后？

想要变化的愿望

在角色被采访时，也会被问到他是否有还想变化的愿望：他是否想变化自己或者其他角色的位置？某人应该更近或者更远？他希望拉着谁的手或者希望从某种负担重解脱？

改变雕塑

案例提供者倾听这一切，然后决定允许哪一个角色采取变化。进行这一变化，然后小组长再次以案例提供者决定的次序采访所有的扮演者。基于时间原因，每次小组活动最多允许一次变化。这已对最终的小组讨论提供足够的材料。

案例提供者有意识地让每个扮演者离开他们的角色，再次回到小组的圈子中进行最后的整理和讨论。

小组讨论

接着，小组长首先要求没有参与雕塑扮演的小组成员分享他们的观察，然后，角色扮演者们进入讨论，最后是案例提供者。

尽管，在一开始，案例中所涉及的角色们的情绪很重要并且将被表达出来，但最终小组长关注的是医患关系，借助小组探究所有对这一关系的影响因素。

流程

小组的流程如下：

1. 案例提供者自由陈述案例故事。
2. 提出事实性问题。
3. 按照案例提供者的评估确定影响治疗关系的角色。
4. 从小组成员中选择扮演者。
5. 摆放雕塑中角色。
6. 案例提供者给雕塑中的每个角色一句描绘其感受的话。
7. 扮演者体会内心感受。
8. 小组长按照案例提供者所给的次序采访扮演者。
9. 了解变化意愿。
10. 案例提供者决定按照谁的意愿去改变雕塑。
11. 形成一个新的雕塑。
12. 在变化之后的位置中再次采访扮演者。
13. 案例提供者让扮演者离开角色。
14. 在小组讨论中，外围观察者首先表达他们体验和观察到的。

15. 所有的小组成员参与讨论。
16. 案例提供者再次给出自己的印象和观点。

案例提供者在不同阶段进行：
1. 语言描述他与患者的关系。
2. 选择重要的关系角色。
3. 选择演员。
4. 建立雕塑。
5. 隔开一段距离观察雕塑。
6. 确定采访顺序。
7. 仔细倾听采访和各个人的变化意愿。
8. 选择由谁决定变化。
9. 再次确定采访顺序。
10. 再次倾听采访。
11. 隔开一段距离倾听讨论。
12. 表达自己的观察、感受、观点。

案例提供者的内心图像

通常到第 5 步时案例提供者就打开了盲点，看到了他与患者的关系情境。我们要记住，雕塑中展现的是他对情境的认知、他内心的患者形象、他选择的角色。

小组讨论改变的不是现实，而是案例提供者的内心图像。我们促动一个变化的视角、演变的情绪关系。

案例 18

自主-依赖

一位女全科医生介绍了一个 79 岁的女性患者。她规律去患者家。患者长期卧床，由家属照料。当医生去看她时，每次都有很多人在，她从来没有能够和患者单独交谈。当她问患者问题时，大部分都是由家里其他人回答。"您过去几周怎么样?"女儿答道:"哎，我们的奶奶又背疼，我们希望她能到椅子上坐会儿，但她不愿意"。医生:"我想看看背。"患者想要自己转身，将上衣往上拉。孙女:"等会儿，奶奶，别弄了，我来帮你。"

女医生感觉到了情境中的气愤，但是同时她又为这个 15 岁孩子的无微不至而感动。当她继续检查时，其他的家属也寸步不离，患者表现得非常被动。"她还能做更多，只要有人允许她做"，女医生在小组中如是说。但是她没敢对家属这么说。

在雕塑中重建了床旁的场景。扮演患者的组员（在桌子上）躺着，紧靠着她站着两个女儿、一个孙女、女护理员以及医生。所有人都围着患者，将手伸向患者。在访谈中，患者表达很受压迫，几乎没有呼吸的空间;家属强调自己感觉很无助，姿势很累;护理员生气，觉得自己是多余的，医生也体验了同样的感受。案例提供者选择按照患者的意愿改变雕塑:所有人后退 5 步，只有护理员站在患者脚的位置，举着患者的腿，就像日常躯体护理时一样。在第二个访谈中，所有人都感觉轻松了:家属觉得解压了，责任轻了，护理员可以承担她的任务了，感觉和患者有良好的接触。医生找到了自己的位置，当人需要她时去提供建议，对立感消失了。患者又能呼吸了;她高兴能和护理员单独在一起。

在接下来的小组讨论中，家属和医生关于什么是对患者好的想法并不一致。医生希望患者尽量维持自我功能。但她没有问患者希望如何。家属疲于为患者做一切能做的，给她全面的照料。她们也没问患者希望怎样。而患者明显担心她在表达自己的愿望和表现自主性后会失去照料。值得注意的是，在小组中，案例提供者让患者去改变位置。她在雕塑的建立中就已经获得了一个重要的认识。

留住的令人印象深刻的、多层次的画面

这些画面留在案例提供者心中，也留在其他小组成员、参与者或者观察者心中。患者躺在床上、被亲人和帮助者紧紧环绕的画面会印到记忆里。画面中的情绪也会留在扮演者们的心中：患者，得不到任何空气；助人者，相互竞争；亲属，焦虑无助地站在那里。这里可以举出很多例子来，但都代替不了体验。

反复出现的惊人情形是，在雕塑中被体验到的东西，案例提供者根本没有报告，但在雕塑中被捕捉和呈现出来了。我们也经常听到扮演者们说他们对角色能惊人地认同，对他们来说，进入角色并从角色中带出一些自我体验，并不困难。现实中的医生对雕塑中的护工或者患者的视角转换，又如在其他雕塑中，助理对主任或者管理人员的视角转换，可以有效地扩大自己的视野。

增强效应

这一点上再次显示，如对经典巴林特工作的描述中所示，作用成倍增加。每个小组成员都知道类似的情况、类似的患者、类似的关系。在雕塑中的认同带来了额外的自我体验视角，每个人都会将那些在小组中未能深化的东西带回家。

在巴林特工作中进行雕塑很大程度上取决于小组长的人格及其兴趣，游戏性地推动小组工作的任务，去照亮医患关系。当然，小组是否愿意应用这一技术进行工作也是一个重要的前提。最后，我们一再指出，这种做法有很大的情感挑战和压力。

在每个案例中，放在第一位的目标是为案例提供者工作，将他的要求放在中心，一方面保护他，另一方面在这种情形下通过"新鲜的"幻想去揭开他的盲点，使他有可能发生"态度转变"是首要的。

9.2　角色扮演

角色扮演也被用在分析性巴林特小组工作的叙述进程中；一名小组成员报告他与患者的交往，小组提出事实性问题，小组表达他们对所描述的情形的想法和感受。通常从讨论中会出现一个角色扮演的顺序。

患者的角色

在角色扮演中，最常见是案例提供者自己扮演患者，另一名小组成员扮演这位医生。重演真实场景，对话来自案例提供者的报告。这样，案例提供者就转换了视角，进入了患者的角色。他体会到他对患者所使用的对话、词语的作用。可以有很多人扮演医生，以体会细微的差异。这样就能觉察和体会到移情和反移情。

案例 19

角色转换和焦点形成

　　一名女全科医生介绍了一位 23 岁的女患者，在过去一段时间内因为不同躯体位置的疼痛而经常来她的门诊。这次是胸痛，之前是下腹痉挛样疼痛。医生一直耐心进行各样检查，但没有发现任何躯体原因。和她的谈话很困难，患者话很少。她是个售货员，她一点也不喜欢这个工作。她又和父母住在一起，她也不喜欢她的父母。但是在她朋友抛弃她并搬走后，她无力一个人出去租房。"这些跟我的疼痛都没关系，你问这个做什么？"医生想找到答案，但是体会到了她的气愤和抗拒。这个问题后，她没有再向患者提问。

　　我们定了一个角色扮演顺序。医生演示给我们看，患者如何坐在她面前，低着头，轻度超重，整齐，但是穿着有些不注意，牛仔裤，宽大的白 T 恤。棕黄的头发松松地垂到肩膀。她看起来无精打采。一名小组男成员扮演医生，重新问了关于她职业和朋友关系的问题，但患者惜字如金；男医生明显有些恼怒，想最好把患者送走算了，但是没有得出疾病诊断，像他强调的。另一个女同事试了试从积蓄入手。"我能够想象，你更希望做其他职业，又能有自己的住处。""但这不可能，带着疼痛，我没法做任何事情。"案例提供者带着患者的角色说道。这时另一位组员有了想法，说："我想象又回到父母身边还挺难的，一方面，能够被照顾，不用花钱，挺好的；但另一方面我会不愿意让自己受束缚，由别人安排自己该做什么或者让我做什么"。这时患者说："对，你说对了。"

　　在小组讨论中，年轻的女医生很清晰地看到了患者的冲突：一个年轻女性，处于独立和依赖的矛盾中，又回到了依赖。案例提供者明白了，她不会继续关照的态度，造成患者进一步退缩。她描述了自己的反移情，她像一个姐姐，愿意给又安顿到父母身边的这个小妹妹留有余地。她现在可以笑了，气愤无影无踪了。她期待着与患者的下一次会面，并确信会有办法和患者谈一谈。

角色扮演在很短的时间内使得故事活灵活现地呈现了出来。小组沉浸在这两个扮演者的体验里。对这一情境的扮演使得矛盾呈现了出来，移情和反移情变得清晰可以命名。

9.3　心理剧

打破固着

心理剧是一个扩大的角色扮演。巴林特工作和心理剧创始人莫雷诺（Moreno）的想法——从即兴表演中获得创新———拍即合。他的自发性概念也很好地解释了小组的要素："自发性促动每个人对旧的情境产生新的反应。"（Moreno 1974）"关系发生变化的前提是行为方式提升至一流的水平，这对于打破固着是必要的……自发的人表现得就像他是新手。每个时刻都是新的。"（Krüger 1997）。这与巴林特的设置和要求"新鲜思考"一致。他期待小组成员们进入情境，感受当时的感受，完全集中于所给的故事。

场景重建

在心理剧中会依照所有的细节重建所提供的医患关系中的一个

场景：患者所进入的诊疗室是什么样的？患者的目光向哪儿，医生的目光向哪儿？房间内有什么样的能量，什么样的感受？在扮演中，这一能量、这一紧张度会变得可感受。案例提供者扮演自己，从小组中寻找成员扮演患者。他沉入那一瞬间的感受世界，就像他和患者交往中让他觉得困难的那一瞬间，这也是他希望在巴林特小组中澄清的。

案例20

母亲移情

　　一名从事家庭医生工作的男同事讲述了一名65岁的女性患者，因胆囊问题来到门诊。他第一次看她。他注意到自己因她的描述和抱怨而变得没有耐心。他希望她尽快离开诊室。同时他又觉得良心不安。他认为，她注意到了他现在难以忍受她，很快把她送去做检查，她也变得无语了。他现在担心下次会面怎么办，下周她要来看结果和讨论下一步措施。

　　女组长邀请他重建自己的诊室：书桌、椅子、门、窗和其他的一些物品。桌子在房间的中间，这之前是他的转椅，书桌的右手边是患者的椅子，左手边窗子，在转椅背后是一个装满书、照片和一些小东西的书架。医生的目光直对着门。他重演了这个场景。患者进来，由导医陪同，他向她问好，请她进来，让她坐到患者的椅子上，身子转向她。她开始叙述她的不适。

　　小组长和其他的小组成员作为观察者在场景之外。他们可以补话，如果他们感觉房间里有未道出的、可能无法被意识到的想法。案例提供者对患者说："您感觉如何，您今天来是因为什么？"一名小组成员补话："实际上我根本不想知道；我现在已经发现，她带着她生活中所有的不满意来了。"观察者在这么短的场景中就已经感受到场景中的张力了。在接下来的患者主诉过程中，小组长注意到医生的目光一直绕过患者而在书架上。他打断了场景，问："在书架这个位置上放着什么？"在沉思片刻后，医生答道："我父亲的照片。"这一瞬间他明白了，他在患者身上看到了谁，他为什么不想知道她要说什么，她对生活有多么不满意。他也理解了自己的情感反应：他压抑的气愤、他的不耐烦、赶快离开她的愿望。

小组清楚了：从一开始，医生对患者的移情就影响了他们的关系。

案例提供者一直没有谈自我体验部分，小组也不会深入这一部分。当案例提供者意识到他在患者身上看到谁之后，他就有可能以另外的角度去看这个患者。她可不是他的母亲，他把她"混淆"了。他自发地把她当成了那个人，将预期的所有的姿态、思维、态度投射到了她身上。这个位置上，很难把她当成其他人。现在他能记起来了，她其实不一样，例如，当他让她去做检查时，她的表现不一样。下次见面时，他会注意到她是另一个个体。他对她有了好奇心。他应该会建立一个新的交流，开放、没有偏见、并带着自由悬浮的注意。

无意识表达

小组工作被展现出来，并且清晰呈现了医生的移情及反移情状况。我们看到一个反移情状况。因此我们推测，患者对医生有移情，无意识将他当作了儿子，他对此作出了反应。一方面这是"理解患者的无意识表达"，另一方面这个自我体验最终将带来"医生人格细微但显著的变化"（Balint 1957）。案例提供者不是被告诫，而是他自己发现了这个关系中的什么内容给他带来了烦恼和压力。观察者们和他一样吃惊。不存在立刻发现症结的"聪明的小组长"。他的悬浮注意让他能够利用自己的观察，给案例提供者提出关键的问题。这一认识变得可体验，使得案例提供者的态度可能发生改变。

巴林特工作和心理剧协会

在法国有一个巴林特工作和心理剧协会，属于国际巴林特联盟（IBF）。

9.4　想象

所讲的故事的画面

想象这一技术也被证明是有趣和有效的。在案例提供者结束对患者以及他自己的想法和感受的描述后，小组被要求闭眼 5 分钟，允许脑海中浮现所描述的故事画面。接着去分享各自的画面用于最终的讨论，先是案例提供者，然后是其他小组成员分享。这一方法促进幻想和对感受及情绪的体会，理智化退到了背景中，更容易切入医患关系的情绪。

案例 21

悲伤

一名妇科女医生讲述了一名 23 岁的女患者，住院分娩。分娩过程顺利，新生儿健康，但是这位母亲说不能接受这个孩子。年轻的医生吃惊，不能理解，对母亲生气，担心孩子。孩子的父亲忙于工作，无暇来医院。案例提供者觉得无助，希望能做些什么，把母亲和孩子转到了特需病房。她仍感觉无助、生气和担心。小组询问这位 23 岁产妇父母，她说他们没有来，她对他们没有了解。

在想象环节浮现出"襁褓中的摩西"这幅画面，一名女性小组成员看到两个孩子躺在病床上，另一名小组成员看到沙漠的画面。画面中的气氛主要是干燥、空旷、孤独。后续的讨论很快围绕悲伤的情绪。在女医生所说的气愤和对孩子的担心背后明显是深深的悲伤，这属于这位年轻的母亲，也属于这位女医生。她证实了这些，并说在背景中有些自己的故事，这使她理解了这些强烈但最初不能被意识到的情绪。

面对现实

想象使得小组进入更深的情绪，这些情绪在报告中没有提到，但是可以感受到。案例提供者的自我体验被触碰到，但不对之讨论。她的心中会清晰起来，为什么这一经验让她不能释怀，会在助产中反复出现。在这次小组工作后她有准备去面对这一现实了。

第 *10* 章
前　　提

理解小组进程

如果想要带领巴林特小组，需要什么样的特点、科学背景和经验？米歇尔·巴林特是精神科专科医生，接受过精神分析培训，和一组全科医师开始试验。之后他将这一活动扩展，和其他国家的同事工作，传播他的知识。由此，他最早自然而然的想法是组长必须是精神分析师。组长必须理解小组进程，他必须能够领悟医患关系中发生了什么，背景是什么，认识移情和反移情，以及在小组进程中他自身的移情和反移情。

通过自身示范教学

"不夸张地说，如果他找到正确的态度，他通过自己的例子能教的东西比所有其他总和还要多。归根到底，我们倡导的技术是倾听，期待医生学习并用在患者中。在小组工作中，小组长让每个人做他们自己，以自己的方式在自己选择的时间点表达，同时小组长观察适当的信号，也就是只在别人真正期待从他这里得到些什么的时候才说话。另外，他表达的形式不是指出正确的路，而是让小组的医生们有机会自己去发现处理患者问题的某个正确方法——这样，小组长就能'现时现地'地让成员们理解他想要教的内容。"

"小组长也可以犯错，实际上他经常犯错，但不一定会造成什么损害，只要他能够像他期待小组成员如何接受错误那样或者更严格地去接受自己的错误。"（Balint 1957）

设有安全界限的游戏空间

巴林特进一步强调，时间、耐心还有克制，是组长的重要特点。重要的是，小组长支持小组进行工作，给所有的参与者时间，允许他们表达，要抵制住富有帮助、充满理解、建设性地干预诱惑，以免使小组工作变成理论课，那会使小组成员的培训受到损害。给感受、自由联想和幻想保留空间。这个空间由组长创造，他需要在小组进程的结构化和自由空间的保持之间达成一个平衡，使得小组能够以其节奏对医患关系进行工作。这里，组长需要足够的敏感度和经验。小组长通过创造维持一个气氛，让每个小组成员有时间发言，表达自己的所思所感，而其他小组成员带着悬浮的注意去倾听，体会自己的感受。允许小组有停顿，沉默可以有重要的作用和意义。眼泪也有它的位置，建设性的攻击和欢笑也同样如此。第一位的不是让小组中的医生理解精神分析，而是发展出倾听情绪、移情和反移情现象的"第三只耳"。

他认真倾听他人

从这些介绍可以理解，巴林特小组长培训的第一条要求是长时间作为一个小组的成员，这是一个重要的前提。研究表明，期待的人格变化、态度的转变最早是在一年以后。这时，小组成员能回忆起他在小组中的体验：他倾听他人，他感受他人，他与他的患者以及与其他小组成员的沟通变得不一样。这是组长功能的基础特征。

第 *11* 章
小组长培训

分析师-全科医师关系

在英国，最初是由精神分析师带领小组工作的；在后一代人中，巴林特的全科医生学生们自己开始了带组工作。最理想的情形是精神分析师和全科医师一起带组，经验互补。萨林斯基（John Salinsky）（2001）在他的文章《What have the Romans done for us?》中写道，精神分析师离开了英国的巴林特协会，他提出这样的问题：是这些精神分析师对全科医生不再感兴趣，还是全科医生抛弃了他们："我们自己就行，不需要你们。"今天的英国巴林特协会又在努力请精神科医生和精神分析师回归队伍，参与组长培训。

欧洲和美国的培训课程

在瑞士，小组长须具备心理治疗或者精神分析培训的结业证明。

之后是巴林特小组中的副组长工作的培训以及参加小组长讨论会的培训。

在德国，对巴林特小组长培训的前提是：专科医生或者临床心理工作者须参加心理治疗/精神分析的附加培训，并要求他们有足够的巴林特小组成员经验。

法国是第一个有明确的培训指南和课程以及许可委员会的国家。在法国，前提也是参加巴林特小组至少两年，以及分析性治疗培训。非医生完成这些培训后，只限于带领医学助理小组。

其他的国家也已经出台了培训方案，瑞典从 1998 年起提供为期两年的机构化培训，包括理论和训练。美国每年有两次集中讨论会，在此可以进行国际交流。

国际指南

国际巴林特联盟（IBF）在 1997 年提出了对小组长进行认可的指南。

对巴林特小组长资质的指导原则：

1. 小组长应具备适当的基础培训，例如家庭医生、精神分析师、心理治疗师、心理师。
2. 小组长应有之前参加巴林特小组的经验。
3. 小组长应和有资质的小组长一起工作过足够长的时间。
4. 小组长应对医患关系有理解。
5. 小组长应接受适当的督导。

小组长应能够表现出：

1. 他们在小组中创造一个安全和自由的环境。
2. 他们聚焦于医患关系，而不是寻求方案。
3. 他们创造一个学习的环境，而不是说教式教学。

国际工作小组

2009 年在罗马尼亚布拉索夫召开的第 16 届国际巴林特会议上 IBF 选举出了一个工作小组（Andrew Elder，英国；Donald Nease，美国；André Matalon，以色列；Michel Delbrouck，比利时；Heide Otten，德国）着手制定一个小组长培训的国际标准和国际课程的工作指南。计划在最近的未来在 IBF 中通过讨论会强化对小组长技术的培训和讨论。

DBG 的认证

德国巴林特协会（Deutschen Balint-Gesellschaft，DBG）实行的是自 1997 年 1 月 11 日出台的巴林特小组长认证标准（www.balintge-sellschaft.de/programm/leiteraus-bildung/php-Stand：24. 3. 2011）：

医生必须满足以下前提条件：

1. 德国巴林特协会会员；

2. "心理治疗"和/或"精神分析"证书，或者心理治疗医学专业医生或者精神科及心理治疗专业医生或者儿童和青少年精神科及心理治疗专业医生。

3. 在完成第 2 条所述的继续教育后，有 3 年的工作经验。

4. "精神分析"证书的继续教育不是巴林特在的必需条件，也认可在由德国巴林特协会认证的巴林特小组长在连续小组中参加 35 次的 2 小时巴林特工作。

5. 之后，和通过德国巴林特协会认证的小组长一起共同工作至少 70 个 2 小时小组。这可以在学习会议上完成。

6. 参加至少 6 次德国巴林特协会的小组长工作坊，一共至少 30

个 2 小时小组，至少带领 2 次小组。

7. 副组长的经验，在学习会议或者连续小组都可以。

8. DBG 执行委员会按照继教委员会的建议作出认证决定。

对心理学专业者必须满足以下条件：

1. 医学心理学专业，心理治疗学培训或者心理学学位，符合协会程序要求（分析性心理治疗）。

2. 在获得第 1 条的资格后，3 年的分析性心理治疗经验。

3. 在由德国巴林特协会认证的巴林特小组长的小组中参加 105 次的 2 小时巴林特工作。

4. 其中在一个连续小组中参加至少 35 次的 2 小时巴林特工作。

5. 参加至少 6 次德国巴林特协会的小组长论坛，一共至少 30 个 2 小时小组，至少带领 2 次小组。

6. 副组长的经验，在学习会议或者连续小组都可以。

7. DBG 执行委员会按照继教委员会的建议作出认证决定。

专科医师继续教育认证

这些培训标准也得到了德国医师协会的认可。这里，完成培训的巴林特小组长必须提交 DGB 小组长培训结业证书，并接着申请继续教育认证，以使参加他的小组的成员们能够从他的进修和继续教育中获益。这是重要的一步，巴林特小组工作必须证明对专科医师培训有益，并以学分系统在进修中进行认证。

11.1 小组长讨论会

内组和督导

在上世纪 70 年代在瑞士同事 Arthur Trenkel 和 Hans Knoepfel 的支持下，在德国巴林特协会内 Peter Schneider、Bern Carrière 和 Werner Stucke 一起发展了小组长讨论会。巴林特的想法是通过实际练习培训医生，这一想法在讨论会中起着重要作用。这是由 24 个成员组成的小组。他们以小组的形式工作，内圈有 12 名成员，由两名培训学员带领，讨论医患关系，而另外 12 名成员则在外观察，重点关注带组方法：小组长的举动对小组气氛有何影响？组长的干预对小组进程有何促动？小组能否自由发展，或者小组长是否尝试了将小组引向自己的假设？结构和允许、固定和骚动之间的平衡如何？他是否关注于医患关系？是否给予了案例提供者保护？他是如何应对对他这个人的批评的？

在小组工作结束后，小组长需要回答上述所有这些问题，这一环节是由有经验的小组长教师主持的，为时 45~60 分钟。督导者分享自己的观察，小组成员表达自己的感受和看法。他们是不是能自由联想，自发表达，他们是否能够表达"新鲜的想法"，或者因为小组长显得似乎不够确定，他们就隐而不言了？案例提供者也需要讲他对小组长的感受如何：他是否得到了足够的保护，还是觉得受到了攻击；他是不是被过分保护了，因而只能得到很少的新观点？当然，对小组长和副组长的体验也要提问：他们展开小组时感受如何？在案例提供时他们的感受如何？他们对医患关系中的困境是否有假设？他们是否能够保持开放，始终跟随小组的进程？他们能否在自己的情感和小组的氛围中进出自如？他们与小组的关系如何，他们之间的关系如何？他们是否认可对方，还是对彼此的干预觉得不满？这与案例有关吗？这对小组进程有什么影响？

这样的反馈非常有价值。小组长详细地了解到了他的影响，包括在他说的很少以及——像巴林特建议的那样——看似"沉入小组"的时候。如果小组长不确定，小组就会变得要么混乱，要么小组成员中就会出现来救火的，然后小组可能就会相互争执。这样的状况和案例无关，与小组长的行为有关。

John Salinsky 讲了一个关于中提琴手的笑话，以展示组长"沉入小组"会有什么影响（Balint 1957）：

"你这么久都去哪儿了？"

曾有这样一个中提琴手，最想做的就是想要指挥一下乐队。他在这个乐队演奏多年了。一天，指挥病了，他抓住了这个机会，满足了自己的愿望。有四周时间，他站在指挥台上，感觉很兴奋。之后指挥回来了，中提琴手又满意地回到了自己的位置。然后他的中提琴手同事从面向指挥台转向靠近他，惊讶地问道："嘿，你这么久都去哪儿了？"

伴随小组进程

不被当成"指挥家"的巴林特小组长是理想的小组长吗？显然乐团演奏得很好。指挥家也没有干扰。他没有站在前台去表演，而是给演奏家们以空间。在巴林特小组中，组长是通过以下方面显示自己的作用的：给小组成员们的发言以正面反馈，通过言语以及非言语信息伴随小组进程，给小组设定框架，以及后续在讨论需要回到关注医患关系时维持框架。如果组长表现得被动，可能小组进程变得非常生动，但也可能变得混乱，出现不安全感和受挫感。

如果组长太处于中心，小组之内的互动就被抑制，各个小组成员只能和小组长建立联系。这样就不能形成分析性的小组进程，小组动力停滞，医患关系镜像就不能在小组长中体现出来。案例提供者通过他的叙述向小组勾勒出他的情绪画面，小组成员们又接收到不同画面，在讨论中呈现出来。于是所描述的有意识的、无意识的情绪系统就会这样被镜像呈现在案例提供者眼前。要做到这点，需要由小组长保障一个创造性的空间。

从家庭医生那里学习

重要的是，小组长持续注意到小组中坐着专家。巴林特强调，他作小组长可以从家庭医生那里学习，而对现今的状态，我引申为：可以从小组中的所有专科医生那里学习。如果小组长将自己作为精神分析专业人士，临床实践的重要视角和小组的动力就丢失掉了；小组工作变成了授课。

他的作用更多是将小组进程作为医患关系镜像去利用，为此去激发小组的情绪、幻想、联想，供案例提供者所用。案例提供者可以——在小组长工作的保护下——投入自己的情绪，有可能的话在"平行进程"中更接近患者的体验，更好理解情境。

案例提供者隔开一段距离跟随小组进程

游戏规则在这里也起着作用。在讨论的事实提问环节之后，让案例提供者离开讨论中，并要求小组不要直接对案例提供者讲话。这使得小组成员能够自由进行联想，而案例提供者只需要关注自身

的情绪反应，而不需要负责维护或者澄清自己。案例提供者并不是
被遗忘了，组长和副组长和一直关注他，并有时会这样对他讲：
"您请安静听，这是 X 或者 Y 女生的体验，对您而言，不一定如
此。"或者讲"此刻也许让您保持沉默是有困难的，如果您不能忍受
了，请您告诉我"。这样案例提供者觉得自己被理解和保护了，小组
能够继续自由表达，气氛维持良好。规则是灵活的，案例提供者可
以在任何时候回到讨论。这取决于小组长的直觉认为这对于进程是
否必要以及为何必要。固定的规则是让案例提供者最终发言，收紧
游戏空间。

从巴林特开始，案例提供者就被要求在讨论时沉默倾听。

自由悬浮的注意

在小组活动中，经过良好培训和练习的小组长在情感和理解之
间、观察和分析之间、现实和超现实之间来来回回。当他独立带领
小组时，他必须认识到督导者、小组成员、案例提供者、副组长对
他的反馈。他必须理解他的干预产生了什么影响。如果他清楚意识
到他的影响、并且在小组工作意义上对案例提供者负完全责任的话，
他可以做任何事和说任何话。他的自由悬浮的注意使得他留意到一
切，允许小组进程发展，但是掌握着对它的影响力。为完成这样的
任务，有一个相互理解的副组长将非常有益。就像巴林特所说，没
有人会不犯错。在小组长讨论会中，成员们就是从错误——我更愿
说是疏忽——中学习到最多；将小组和督导者的批评作为有价值的
建议来接受是重要的和有助的。

这与案例有关吗？

巴林特小组的任务中心是为案例提供者工作。小组带领中的一个失误是没有能一再地回到当前的医患关系，而是不恰当地停留在社会或者卫生政策问题上，或者又引出了第二个案例而压缩了原本的案例。必须确保对案例提供者的保护。如果不是这样，案例提供者自己就会在讨论中针对小组长的行为提出此点，小组也会想"听到整个经验后，我恐怕会介绍一个案例"。当然也应该注意小组成员的安全感，这样才能继续自由联想。如果小组长对成员的发言和幻想排斥，小组工作也会受损。对负性情绪，例如攻击，也许可以通过回到案例而用来理解案例。带领的艺术取决于如何将小组中的冲突作为一个场景来利用，回到所提供案例的关系中去。彼此认可和尊重是巴林特小组成功的重要前提。

位置转换

小组长培训中包括对每个位置的体验，从中获取经验：组员、案例提供者、督导者、小组长和副组长。6次小组长讨论会一共包括30次小组活动会，可以满足这一要求。

建设性批评

在我们当今的培训小组中，我们将参与小组成员数目控制在较小范围内，因为经验告诉我们，12~15个成员的小组更能建立有深度、互相信任和建设性的工作。在这样的小组中，有2~3名成员坐

在小组之外当督导者。在反馈环节，每个人都有机会发言。在有 24
名成员的大组中，不少见出现效率低下的状态，这对进程不利，这
样我们就需要建立更小的组，这样就能出现开放、建设性的意见，
这很有帮助，对学习也是必要的。

此外，在小组长讨论会中，Joachim Bauer 在弗莱堡学校研究
（Freiburger Schulstudie，Bauer 2004）中讲到的教师-学生关系也适
用：如果我激活了压力系统，学习会变得困难，成果最小；如果小
组气氛友好，建设性批评，风趣，那么就会建立起积极动机，学习
成果最佳。对于巴林特小组当然也是如此。

副组长功能

对副组长的位置没有清楚的定义。组长和副组长在理想情况下
是彼此分担任务。于是，副组长常常听到这样的要求，注意时间框
架，但是，也要注意医患关系，特别是注意案例提供者在倾听时的
情绪变化，对沉默的小组成员发出谈话，点评小组进程，保留自己
的猜想。在持续进行的小组中，小组长可以寻找一个他了解、愿意
合作、小组工作后可以相互交流的副组长，但在小组长讨论会中，
常会遇到他很少或者一点都不认识的同事。这样的话就需要明确合
作中一些重点内容及可能的矛盾。第一位的是组长和副组长之间的
互动方式。谁来决定方向？来讨论谁的假设？我是否理解了对方的
假设？我能跟上他吗？副组长会不会觉得组长太被动了？他有没有
觉得需要更结构化？他感觉怎么样？组长是不是没能实现他的带组
想法，因为副组长太过活跃，强迫小组都按他的结构进行了？小组
能感受到他们之间的联系吗？如果能，这是有助的还是有碍的？良
好的联系促进小组的安全性和自由联想。组长和副组长对面而坐，
每个人都留意半个小组。双方意见的互换可以通过语言或者非语言
实现。小组从这样的联系中获益。如果副组长观察到组长因小组中

发生的状况有强烈的情感卷入，那么他可以适时地接过带领的工作。这样的理解和合作对小组的日常工作将起到良好的模范作用。

组长和副组长的合作

如果带组过程中出现了明显的矛盾，这可能与案例有关，可以通过语言化而被利用。但也可能两个组长个性存在矛盾，脱离了医患关系工作。这样的现象会在小组长讨论会中被呈现和指出，对实践很有价值。

持续进行的小组

另外，作为副组长与一个有经验的巴林特小组长一起工作，带领一个持续的小组，在小组活动中观察，以及在活动后互相交流，对带组行为的培养也非常重要。在小组长讨论会中基本都是心理医生或者精神科医生选择参加小组长培训，都有多年作为巴林特小组成员的经验；但在持续进行的小组中，常常是不同躯体医学专业的继教医生混合在一起，没有巴林特工作经验，并且常常是被迫必须参加小组。这样的情况下，首要的是去激发小组成员的动机，因其可能还有一些怀疑。这样的小组中所提的问题和案例与小组长小组中不一样，在小组长小组中经常是精神科或者心理治疗的患者，而且小组长小组的成员对小组的规则和流程也很熟悉。在持续的小组中提供的案例是日常临床和门诊中的案例，通常不是因为困难的医患关系而被记起来，而只是*困难的患者，悲伤的、无法解决的案例，失败*。最常见的问题是"我要是怎么做，结果就能不一样"。从分析性思维而来的专业术语可能导致更混乱，而不能帮上什么。在自己带小组时记得这些很重要。

那些已经完成培训并在实践的小组长们也经常参加小组长讨论会，从中重新接受督导，获得宝贵的同行反馈。

11.2 对小组长的督导

组长和小组之间的关系问题

完成培训的小组长获得反馈的另一个机会是在督导小组。在这里讨论在小组中以及在和小组成员互动中可能出现的困难。程序通常和巴林特小组类似。将小组或者小组成员像一个患者那样作为案例提出。同事们对小组长与小组或者小组成员之间的关系进行幻想。

案例 22

潜伏的小组长

一位女组长报告，一位小组成员让她觉得尤为困扰。他不对所提供的案例进行幻想和联想，而是对其他的小组成员进行评价或者分析。这造成混乱，使这位组长也越来越生气。她问他，如何才能获得他的建设性合作。而这位小组成员告诉她，他自己作为一个机构的组长工作，经常介绍病人的案例，甚至还有一个合作者。因为这样，他在小组中获得了一个特殊的位置。督导小组中感觉，他需要这样一个特殊的位置去抵御他对无力或者羞耻的害怕。他在小组中乐意采取非正式的副组长位置，或者和组长竞争，以保护自己。

有了这样一个视角之后，这位小组长的愤怒消失了。也许她给他更多时间，他自己能够从这个角落走出来，与小组一起工作。

如果她对自己的组长角色非常自信，她也不必因这种竞争感觉受到威胁。高处不胜寒。她可以承认，她有时更愿意是小组长成员，愿意进行幻想，而把克制和责任的这个有压力的部分交出去。让她觉得困难的那位小组成员可能相反更愿意藏在分析性的姿态背后。

从组长和小组或者组长和小组成员之间也产生互动，这些受到无意识情绪的推动或者抑制，移情和反移情在其中发生着作用。在督导小组中，这样的情绪被意识到，这样巴林特小组工作能够继续建设性地发展，以对案例提供者、小组和医患关系有利。

■第*12*章

研 究 成 果

"医生即药物" 的药理学研究

研究是有计划地寻找新知识。

医生作为人，对他的患者有影响，这是新的认识吗？这不是一直都很明显的一个知识吗？巴林特对全科医学中心理问题的研究和这个一直为人所知的观察有什么区别呢？巴林特将他从自然科学研究工作中的思想、方法带到了对全科医生小组的研究中。他追求的不仅是一个哲学解释或者文学描述，而是对药物医生的作用以及副作用进行自然科学证明。

他对小组工作的任务有：

1. 研究全科工作中的心理问题

2. 为研究任务培训全科医生

3. 发展相应的培训方法

之后在伦敦的这个全科医生小组中对这一经常被开出的药物进行了讨论。

"经过讨论很快发现——当然也不是医学史上第一次发现——使用最频繁的药物是医生本身。不仅瓶装或盒装的药片是药物，而且医生给患者开药的方式也是药，简言之，药物开出和患者接受的整个气氛……

但很快，我们讨论进一步发现，这种重要的药物还没有相应的药理学……任何教科书中都没有写，医生将自己作为药物处方时，其剂量、形式和频率、治疗剂量和维持剂量应当是多少……更让人不安的是，也没有文献报道，这种药物可能的风险有哪些，有哪些过敏情况需要特别注意，或者这种药哪些我们不希望出现的副作用。"（Balint 1957）

巴林特在柏林跟随 Warburg 进行了生物化学和药理学研究工作。他研究过药物的作用，对其进行理性测试。他在这里证明了药物和医生、药理学和心理学、自然科学和精神分析的相互作用。这是他的研究新领域，希望从中发掘新知识。不是研究其中的一个或另一个，而是这两者的共同作用。他打算和他的培训暨研究小组绘制出一个"医生药物"的药理学。

"只能通过全科医生自行进行研究，而且是直接在他每天问诊的实践内，不被打搅和妨碍地在其自身的实践中进行处理。"

"医生药物"不能标准化

人们很快就清楚发现，与真正的药物不同，"医生药物"不能标准化。他们有着非常个体化的作用和副作用。因此每个医生只能自己去经历，但可以学习通过其他的眼睛来观察和理解。巴林特和他的小组成功推动了将医患关系看作诊断治疗中非常重要的因素并号召更多的进一步研究。

共情能力提高

Ulrich Rosin 接过了这一号召。他总结了目前为止为数不多的经验性科学研究结果。他的结论是，只能证明巴林特小组成员中所谓的共情能力有提高。他的最初目标，"直接观察巴林特小组组长和成员的行为，录下录音带，重建小组长潜隐的主观理论以及其风格和技术"，因其实际可行性失败了。他将目标限为设计一个用于小组长和小组成员自我评估的量表。评估证实了他之前的研究者就已经描述过的："对问题的答案都是一个音调：巴林特小组好。"（Rosin 1989）

对这一方法的有效性和其对医疗工作的影响的疑问仍没有得到回答：巴林特小组对诊断和治疗有影响吗？

1979 年巴林特工作在德国成为*附加心理治疗课程*标准培训的一部分。1987 年*心身基础照护*被引入了合同医疗照护。

医疗谈话行为

Karl Köhle 和 R. Oblier 等从 1993 年开始了对"参加巴林特小组后医疗谈话行为的进步"的研究。他们比较了规律参加一年巴林特小组的成员在参加前后的访谈录像，研究医疗谈话行为的变化。

假设得到了证实：医生通过巴林特小组的确得到了以下能力的培养：①意识到在接触患者时的自我体验和对患者行为的情感共鸣；②反思与患者的关系；③通过更强关注于患病的人而变得更加以患者为中心开展谈话。

对一年巴林特工作前后医患沟通中的语言和交流差异进行研究，发现医患沟通的性质和进程出现了有趣的变化。

这个内容丰富的研究还包括以下有趣的结果：

在一年巴林特工作后的第一次谈话中，在所有的医患交谈中，医生说话的部分从 43% 降到了 27%，患者部分则从 57% 升高至73%。患者更多得到了话语权，医生则倾听。患者也被更多地给予空间，可以自由谈他的苦恼，而不会被医生的提问打断。还发现，在一年的巴林特工作后，医生更少提暗示性问题了，更多是收集患者方面所给予的信息，更少跟着自己的思路了。与参加巴林特工作前相比，医生更能关注于患者的体验。医生对躯体状况的关注并不是退到背景中去了，但是他对患者的体验以及生活方式的问题更多了。谈话的宽度也扩展到社会和心理学部分，而所花费的时间并没有增加。与患者的合作更加高效。这些调查显示，通过巴林特小组工作，医生的主观自我价值感以及他的沟通和对待患者的行为也发生变化。这里显示了巴林特的假设"医生人格有限但显著的变化"。

能力，自决，耗竭预防

由 Dorte Kjeldmand 在 1997 年至 2007 年在瑞士南部进行的一项研究同样关注了"参加巴林特小组有什么作用？"这个问题。

她用问卷对两个全科医生小组——一组参加巴林特小组，一个没有参加——进行了下述主题的研究：

- 工作压力
- 控制，自觉，依赖
- 满意度
- 质量
- 合作和支持
- 继续教育
- 工作和健康

小组长和组员回答的另一份问卷有如下主题：

- 巴林特小组中发生了什么，如何发生的？
- 能够证明某个效果么？
- 医生参加巴林特小组时发生了什么？
- 医生的人格中发生了什么？

- 巴林特小组中能诞生整体理念的医生么？

研究 1

通过问卷对 20 个巴林特小组参加者和 21 名没有参加过巴林特小组的全科医生进行了对比。结果是，参加巴林特小组的医生对工作更加满意，在工作情境中有更多的自我肯定感。他们评估自己有能力处理心身问题患者，这与对比组不同。医生参加巴林特小组的时间越长，这一差异就越明显。

研究 2

第二项研究的问题是"我有多么以患者为中心"。这样就可以开发一个机制用于培训项目中判断年轻医生的发展和识别耗竭的早期信号。

研究 3

对有长时间巴林特小组经验的 9 名全科医生进行了访谈，对谈话文字进行了分析。医生将巴林特培训描述为有益的，特别是在以下方面对他们的工作有益：能力、职业身份以及安全感，这使得他们能够从工作中体验和维持乐趣。

研究 4

51 名巴林特小组长完成了一个问卷，对 8 名小组长访谈了他们在小组带领中的困难以及小组退出者这个现象。对提前离开、没有继续参加小组的原因进行了研究。一些人因为对方法不满意，他们希望更多的直接讲课；另一些人离开是因为在小组中发生了有压力的状况而没有得到处理。在自愿的小组和所谓的义务参加小组间有显著的差别。研究关注了通过支持和同事之间的交流能否增进医生的自我价值观和能力感、自决性以及预防耗竭。小组工作在这些方面起到了明显的积极作用。但也观察到，并不是所有医生都受益。存在这样的风险，即他们因为有压力的小组活动而受伤、离开。总之：巴林特小组长必须意识到这些，经过良好培训。

医生改善了，患者呢？

这些研究没有关注在医生投入巴林特小组的同时患者有哪些获益。这方面还缺乏有力的研究。只能推测，医生感觉更好了，觉得更有能力，对他的工作更开心，由此对患者以及对最终的诊断治疗会产生正面影响。

德国的实践性的巴林特工作

2004 年在德国的一项研究中，对德国巴林特协会的 503 名小组长发放了一份问卷，以了解当今实践巴林特工作的情况（2009）。回收率为 66.2%（333）。组长们完成了德国巴林特协会的所有培训课程，得到了相应医疗协会的巴林特小组带领资格认可。

问题包括：

- 谁在带领当今的巴林特小组？
- 巴林特小组长的特征有哪些，他们的社会人口学特点？
- 当今的巴林特小组长利用哪些组合可能性？

30.6% 的巴林特小组长是心身医学或心理治疗的专科医生，17.1% 是精神科和心理治疗的专科医生，12.3% 是全科医生，另有一些是眼科医生、泌尿科医生，但没有外科医生，5.4% 是心理学心理治疗师。

每个巴林特小组长带领 1.34 个小组（0~9）。

59%男性，41%女性。平均年龄 57.2 岁（39~90），58 名（17.4%）参与调查组超过 65 岁。

每个巴林特小组平均 10.7 名成员，活跃成员平均 8.6 名。

85%的巴林特小组长的小组活动持续 90 分钟，4.4%用 180 分钟，3.3%用 120 分钟，1.8%用 45 分钟，1.5%用 60 分钟。

还询问了在巴林特小组中是否用了心理治疗的其他技术。最常提到的有角色扮演（15.3%）、想象（13.8%）、雕塑（6.6%）、心理剧（4.5%），以及偶尔的其他方法：聚焦、家庭治疗、团体分析、躯体治疗、绘画、音乐、系统性元素、行为治疗的技术、问题解决策略、谈话治疗、反馈小组、督导。这显示了巴林特小组的异质性的可能性。

小组活动的频率最常见是 2 周一次。不那么常见由精神分析师带领小组了。小组的构成显示了感兴趣人群的异质性。也就是说，今天不同专业的专科医生以及非医生职业团体都对巴林特小组有兴趣，不只是全科医生和心理治疗师。（Häfner 2009）

有效的巴林特带领行为

2005 年，美国的 Donald Nease 在斯德哥尔摩召开的国际巴林特会议上报告了一项研究，即巴林特工作在美国的"药理学"的研究（Nease 2005）。在美国的医生继续教育中，巴林特小组非常广泛，最多见于全科医学，但也越来越多见于妇产科以及儿科中。研究主要关注的是巴林特带领中的有效元素，由此得出了对小组长培训和认证的标准。这些资料是从有经验的巴林特小组长相互观察得来的。这一工作使得巴林特带组的标准变得清晰了，当然这些标准也适用于其他的小组：可信任、安全性、负责，以及建立和维持小组价值观。但也有些区别：关注于理解而不是解决问题，避免小组长诱导的对个别小组成员的心理挖掘，保持小组成员对所提供的案例进行工作。从这些对有效的巴林特小组长行为的研究出发，对巴林特小组良好运转的有效因素进行研究。药理学的表达是：对这一药物组成的知识允许了我们对其各个部分的效果进行研究。

共情提高?

接下来的问题是:参加巴林特小组能够提高共情、对心理主题开放以及承担不确定性的能力吗? 首先必须确定作用的大小:何时发生怎样的变化? 在参加巴林特小组之前和之后向继教助教发放标准化问卷。对参加了一项为期 2 年的培训项目、由认证的小组长带领的巴林特工作的 6 个小组进行了研究。在 2009 年布拉索夫的国际巴林特会议上展示了这一研究结果:尽管评估的样本量不够代表性,不能得出确切的结论,但明显的趋势是:数据表明,共情以及心理理解能力提高。这一调查是在参加和未参加巴林特小组的继教助理中进行的对照研究。

巴林特小组在圣彼得堡的有效性

在 2003 年柏林国际巴林特会议上,来自俄罗斯圣彼得堡的 Vladmir Vinocour 介绍了一项定性研究。研究人员对全科医生、精神科医生和心理治疗师、医学心理学工作者和教师在巴林特小组工作之前和之后进行了问卷调查。问题是:

- 就巴林特工作而言,不同社会职业间有区别吗?
- 巴林特小组如何发挥作用?
- 作用从何处来?
- 我们如何测量用于测量巴林特小组效果的测量工具的有效性?

小组由 8~14 名成员构成,在 3 年时间内每个月会面两次,每次 3 小时。小组长在这一时间内用精神分析和团体分析背景，特别是心理防御和阻抗以及交流技能中的无意识来源，来进行小组工作。

调查中用了半结构化访谈和一些针对性设计的问卷，包括 29 点，涵盖与工作相关的职业化情绪和思考的不同方面，还有一份针对应对策略的问卷和一份针对冲突管理的问卷。

工作中的有效性

结果显示，在巴林特工作之后，所有的小组都有了积极变化，但程度不同。所有的小组都表现出交流技能、自信、自我意识、对工作的满意度和效率的提高。在有可能的地方，成本效率也得以改善。研究发现心理和人际来源的压力降低。在全科医生和教师中发现了高显著性改变。结果显示：医生和教师的起始处境问题越大，在巴林特工作后所感觉到的变化越明显。（Vinocour 2003）

应对策略

参加者表现出职业和个人自信及自我意识的提高，更能战胜内耗，建立关系，在工作环境中实现更好合作和获得社会支持。在所有的全科医生都可以看得出这样的变化：更好利用认知和情绪应对策略。在教师中发现了行为和情绪反应的变化。总的来说，在所有被测试的工作小组中，参加者都能更好应对交流问题。

冲突管理

就冲突管理方面而言，在所有的小组中，起始状况都是无效应
对，例如回避、对抗行为、屈服等。在全科医生和教师中最少见到
妥协和合作。在参加巴林特小组后，所有的小组中都表现出了冲突
应对策略的有效改进。

巴林特工作在俄罗斯被纳入进修和继续教育项目中

这些研究在俄罗斯产生了积极影响，巴林特工作也被纳入对医
生以及教师的进修和继续教育。

他们带走⋯⋯

2007 年来自以色列的 Benyamin Maoz 在里斯本召本的第 15 届国
际巴林特会议上回忆了他的同事 Tomi Spencer，又一次提出警惕家庭
医学中的定向研究。他在每次巴林特小组活动后请求小组成员匿名
写下对"这次小组工作你带走什么"的回答。我们接受了这样的提
议，自 2008 年后，在 DBG 的评估问卷上对所有的研习班参加者都
提出了这一问题。

以下节选 DBG 研习班参加者的一些反馈，其中很多是第一次参
加者。

问题：这次小组工作你有何收获？
• 兴奋，支持，新的想法，临床工作新的视角。

- 更多注意到关系状况，以及自我部分的背景问题，对患者的共情。
- 从各方面看问题，新的观点，勇气，坚持自我的表达和思想，解压。
- 每件事都需要思考，促进自我个人职业发展完善。
- 人在面对问题时不是孤独的。
- 对无语的概念；对医患关系的无望感的减压。
- 确认自己的职业愿望，很多生活体验，感觉周末过得值得，反应还在继续。
- 在临床工作空间里也可以表达情绪，寻找居住点附件的持续巴林特小组。
- 从自我中心走出；观察冲动、不同立场，获得了安全感，不同的自我反思。
- 没有放之四海而皆准的答案，还有一些被搅动的情绪；但是越来越清晰了，并且知道它们叫什么了，必须对它们进行工作。小组开放、积极，有很好的归属感，还有专业并且温暖的小组长带领。
- 很多的刺激，有兴趣继续工作，好心情，生动的、执业相关的体验，有价值的反馈。
- 能力感，同时，允许犯错。
- 给日常工作带来非常强的实践冲动。
- 小组长对小组"成功"很重要。
- 看到对我而言不是日常的问题，更深入理解心身疾病，更多自我价值感。
- 有可能也幽默地去对待，更开心地工作。
- 开了一扇新的窗，激活了更多兴趣，希望更深入参加，更积极评价我的工作，对困难案例更多理解。
- 有用的体验，但也体会到医生并没有相互支持，而是有成见；希望更加建设性的专业内涵分析。
- 支持和依靠，被理解。

- 医生的心理卫生一直没有得到重视，但实际上不可忽视——医生是人，不是机器！

- 有兴趣继续巴林特工作，通过小组的多层次而进步，新的路子，对医患沟通产生新的好奇。

- 对我很有意义的自我体验，不是要不停满足患者的所有期待。

- 对给肿瘤患者心理治疗性陪伴的有趣观点，唤起希望。

- 很多挑战，需要"关注"时间和注意，对我和我的患者都是，注意——向外，关注——向内。

- 增强理解小组工作，获得了矛盾的视角，没有提案例，但感到了与我相关。

- 有勇气去观察关系，虽然我面临阻力。

- 我体验到我能良好感受到一个我之前未曾看过的患者的一部分。小组成员的观点呈现了患者和治疗师的多角度画面。我感到被小组和小组长接纳。

- 小组中有不同专业的人，很好。

- 新的体验，巴林特小组确实能帮助到临床工作。

对所有社会职业的巴林特小组

这些回顾和上述的研究结果更激励我们继续用建设性批评性眼光推进巴林特小组长规范培训工作。在当前巴林特小组成为所有社会职业的培训、进修、继续教育的一部分的趋势下，巴林特小组长有着很大的责任。

第 *13* 章
在其他职业小组进行的巴林特工作

共同的关注点

社会行业中的职业化关系有什么共同之处么？在这些行业中有特别的关系问题么？医生和患者、教师和家长、律师和客户、牧师和求助者，这些双方关系有什么共同的特征么？疾病需要被战胜，学生需要准备和适应现实，诉讼需要赢，信仰危机需要克服。在无意识影响威胁到这些共同目标的实现时，问题就出现了。在这些职业教育的起始阶段经常有着理想化的画面：去帮助，引导孩子走向一个更好的人生，去除世界上的不公平，坚定信仰。

对医学生的调查显示，最初的理想主义在学业过程中因为犬儒主义而逐渐消失，越来越多的自我认知、职业经验和现实看法注入职业态度中："就这样吧" – "够好了"。

这样的现实看法和自我认知会在巴林特小组中得到调整，就是巴林特所谓的"细微但显著的人格变化"。

Joachim Bauer（2004 年）在教师中的研究清楚显示，"教师表现出一个非常高的职业奉献感，但也有很高的耗竭率"。

这一研究分出了四类老师：

G 型表现出职业投入和奉献感，但通过足够的距离能力来保持自己的复原能力，承认同事的重要性，体验到职业成功。

A 型常常带有完美主义倾向，表现出超常的奉献感，自己的复原能力部分受损。这样的老师倾向于孤军奋战，体会到较少的同事支持，有耗竭的风险。

B 型表现出无限的奉献感，由于心身疲劳和随之而来的心灰意冷而损害了自己的复原能力，无法从同事支持中获益。

S 型恐惧职业耗竭。这样的同事理解工作准确，但是对此没有展现出超出工作本身的奉献感。

无个性的不可触

教师可从巴林特小组、督导和辅导中获益。除了和同事的合作和结构性一般状况，中心问题是与学生和家长的关系。

"与学生的关系会变得清晰，教师有这样的倾向——不只是在外在强烈的压力下——按纯粹就事论事的角度而忽略了关系角度，由此对教学是起反作用的。很多的教师不确定在教课过程中应该多大程度上带入自己的个人身份和真面貌。在很多家长的常常较少支持、甚至不信任-控制的态度下，教师们更倾向于退到一个'无个性的不可触'的位置，但这对教育实际上也是不利的。"（Bauer 2004）

在弗莱堡有一个教师健康预防模型，有讲课、讨论会和巴林特小组。这里清楚显示，教师经常在一个困难的关系中工作：首要是与学生的关系，然后是与家长、与同事、与学校领导、与系主任、与文教部长、与学校政策的关系。启动这一项目的 Joachim Bauer 从神经科学家的角度出发说，关系状况负责身体的正性或者负性动机系统的激活，并带来相应后果。关注和友好的接触促进动机。拒绝和敌对激活应激系统；学习和教学变难，结果变差。这影响着教师和学生两方面。据斯图加特的儿科医生在斯图加特卫生局的协调下进行的斯图加特青少年健康研究，在当地所调查的 2 000 名儿童中，51% 有持续的心身健康负担。

对教师的这一进修培训项目的目标是为学生和教师改善学校中

的气氛。

案例 23

被宠坏的青少年

　　一名女教师描述，她与青春期的女学生相处有很大的困难。她对她们的缺乏诚意感觉生气，她不理解她们的"嘻嘻哈哈"。特别是 8 年级的 Tanja，15 岁，令她生气。这个学生是独生女，父母非常对她宠爱，从不批评。在学校里，她只做必须要做的，但是她其实足够聪明，学习能够进步。她对这位女教师常常是挑战的姿态，并且挑明和她没什么好说的。这就已经让这位女教师手足无措了；她担心失去控制力，已经对学生吼过一次。很快她被学生家长责难了，家长还给校长打了电话。校长要求女教师来谈话。他倒是挺理解女教师的，但是也说了，发脾气只可以有这一次。她对女学生更气愤了，都不想再看见她，但是必须熬到学年结束。

　　小组由来自不同学校的五名女教师和三名男教师组成。他们首先对校长的反应进行了讨论。一位女同事讲了类似的经历，并表达了这样的想法：值得和家长一起谈谈。别再继续包庇这个女学生了。另一个女同事表示，现在都是这样。教育的想法退到背后去了，学校必须得在父母面前好好表现。谁也不准批评孩子。在他们上学的时候可不这样。他们的父母在他们调皮捣蛋的时候可严格了。会要罚站的。其他人也纷纷表示同意。一位老师回忆起了与女学生们的一些情形，她们用淫秽的动作或者冒犯的言语对他挑衅。他有时可以以幽默的方式反击，但是并不总能有那么好的心情。此外他还担心，怕自己的反应可能被错误解读，导致与学校和家长的麻烦。之后小组对学校的变化情形做了讨论，缺少纪律，自身的可欺，困难的学习条件。这位女同事的压力——必须遏制自己的气愤——成了讨论的主题。

这位女同事认真倾听；从她自己学校时代的记忆浮现了出来。她陷入思索。她真的希望回到以前的状况吗？她也许是嫉妒这位女学生？难过她自己没有过希望从她背后的父母那里获得这样的自由、这样的放纵和这样的轻松吗？她从另一个角度去看女学生了。被问到是否愿意与女学生换个位置时，她摇头。她意识到了一点，这位女学生的生活在哪里是有压力的、复杂的或者也是令人焦虑的，就像她以前一样。她注意到，她反复与女学生比较，并把这一比较作为真实的了。她真的认识她吗？她把她放到了一类中去：宠坏的青少年。她开始对她有了好奇心。

自信，自我意识，冲突解决策略

移情，反移情，认同。小组成员们清楚认识到，这一关系是按照什么模式形成的。未被意识到的情绪，例如嫉妒，可能扮演重要的角色。这并不容易，需要一个相互信任的气氛才能将这一情绪呈现出来。这在一个每天一起工作的教师同事的氛围中很难做到。常常也根本不可能。因为同事之间的矛盾可能也扮演着一定角色，像*障碍*站在前景之中。这时更好的选择是小组督导或者培训。巴林特小组需要自由联想和"新鲜思考"的可能性。从不同单位或者不同的职业小组来的混合小组是一个好的替代选择。

如之前所提，来自圣彼得堡的一项研究工作（Vinokur 2003）显示，教师是全科医生以外最能从巴林特小组获益的，自信、自我意识以及冲突解决策略和关注心理内容等方面有了显著改善。

对法律工作者的减压

在《巴林特杂志》（2009 年）中有一篇关于 10 个家庭律师的报告。这是 Dankwart Mattke 作为一名有经验的巴林特小组长组织的，在巴林特小组中针对他们的问题开展工作。他们抱怨法律培训并没有给他们任何心理学教育，尽管在法律日常工作中，作为谈判者、调停者、执行者、助人者以及委托人，他们需要有心理学基础知识，并且这在案件工作中也是必需的。在小组工作中有各种困难，与客户、法官、同事的冲突，还有关于律所团队发展、移民、性别问题、伦理问题、以及觉得不公平的情绪等问题。在这里，和其他职业的巴林特小组一样，多层次的不同视野有益于打开思路和减压，另外还可能带来自我体验视角，又能够自主地去应对相应的问题。

我们一定还会听到更多关于这些和其他职业小组的巴林特工作经验。

第 *14* 章
总　　结

米歇尔·巴林特的将心理学维度重新深刻有意识地引入医学的想法和愿望至今仍然在激发着强烈的共鸣。各专业的医生所组成的巴林特小组工作在全球扩展开来。

其他社会工作的从业者们也对这一方法产生了越来越多的兴趣，对职业化关系进行分析和改善。

显然，这一需求是在技术时代对或者自然科学性或者功能性这样单边倒的方法论的一个回答。

巴林特作为自然科学家和精神分析师能够将这两个方法论融合起来。

如主要由主观评估完成的调查显示，在上述紧张领域工作的人们愉快地接过了进行关系工作的号召。

分析性思考的方法给复杂带去反思，给互动带去乐趣。

■参考文献

Balint M (1930) Az orvosi praxis válsága. (Die Krise der ärztlichen Praxis) Crisis of
the Medical Practice (2002) American Journal of Psychoanalysis, 1: 7–15

Balint M (1957) The Doctor, his Patient and the Illness. International Universities
Press. Inc., New York

Balint M (1965) Der Arzt, sein Patient und die Krankheit. 2. Aufl. Ernst Klett Verlag,
Stuttgart.

Balint M (2001) Der Arzt, sein Patient und die Krankheit. 10. Aufl. Klett-Cotta,
Stuttgart

Balint M (2002) Therapeutische Aspekte der Regression. Die Theorie der Grund-
störung. 3. Aufl. Klett-Cotta, Stuttgart

Balint M (1997) Die Urformen der Liebe und die Technik der Psychoanalyse. 2.
Aufl. Klett-Cotta, Stuttgart

Balint-Journal Jg. 1–11. Georg Thieme Verlag, Stuttgart New York

Bauer J (2004) Die Freiburger Schulstudie Juli 2004. www.psychotherapie-prof-
bauer.de (Stand: 24. März 2011)

Engel GL (1977) The need for a new medical model: a challenge for biomedicine.
Science, 196: 129–136

Ferenczi S, Freud S, Abraham K, Simmel E (1919) Zur Psychoanalyse der Kriegs-
neurosen. Internationaler Psychoanalytischer Verlag, Wien

Ferenczi S (1999) Ohne Sympathie keine Heilung (Das klinische Tagebuch von
1932). Fischer, Frankfurt a.M.

Fritzsche K, Scheib P, Wirsching M, Schüßler G, Wu W, Cat NH, Vongphrachanh, S,
Linh, NT and the ASIA-LINK Workgroup (2008) Improving the Psychosomatic
Competence of Medical Doctors in China, Vietnam und Laos – the ASIA-LINK
Program. International Journal of Psychiatry in Medicine, 38: 1–11

Häfner S (2007) Die Balintgruppe. Deutscher Ärzte-Verlag, Köln

Häfner S (2009) Studie. Proceedings, Brasov

Halewitsch B (1988) Die Balintgruppe in Klinik und Praxis. 2. Bd. Springer, Heidel-
berg Berlin, S 30-41

Kjeldmand D (2006) The Doctor, the Task and the Group. Acta Universitatis Upsa-
liensis, Uppsala

Krüger RT (1997) Kreative Interaktion. Vandenhoeck & Ruprecht, Göttingen

Luban-Plozza B, Otten H, Petzold U, Petzold ER (1998) Grundlagen der Balintar-
beit. Adolf Bonz Verlag, Leinfelden-Echterdingen

Luther-Bibel (1999) Deutsche Bibelgesellschaft, Stuttgart www.die-bibel.de
(Stand: 24. März 2011)

Maoz B (2007) The conflict between Balint research and the Balint experience in
Israel. Proceedings, Lissabon

Mattke D et al. (2009) Über den gezielten Einsatz der »Droge Anwalt«. Balint-Jour-
nal, 4: 83–86

Moreau-Ricaud M (2000) Michael Balint, Le renouveau de l'école de Budapest.
Edition érès, Toulouse

Moreno JL (1974) Psychodrama und Soziometrie. Essentielle Schriften, 2. Aufl.

(2001) Edition Humanistische Psychologie, Bergisch Glattbach

Nease D (2005) Erforschung der »Pharmakologie« der Balintarbeit in den Vereinigten Staaten. Proceedings, Stockholm

Obliers R, Köhle K, Kaerger H, Faber J, Koerfer A, Mendler TM, Waldschmidt T (1996) Video-Dokumentation als Instrument der Qualitätssicherung: Evaluation der Entwicklung ärztlichen Gesprächsverhaltens nach Balint-Gruppenteilnahme. In: Bahrs O, Fischer-Rosenthal W, Szecsenyi J (Hrsg.) Vom Ablichten zum Im-Bilde-Sein. Ärztliche Qualitätszirkel und Video-Analysen. Königshausen & Neumann, Würzburg, S 261–290

Petzold ER, Otten H (2010) The Student, the Patient and the Illness. Xlibri

Rappe-Giesecke K (2000) Vorwärts zu den Wurzeln – Balintgruppenarbeit aus kommunikationswissenschaftlicher Sicht. Balint-Journal, 1: 36–42

Rosin U (1989) Balint-Gruppen: Konzeption, Forschung, Ergebnisse. In: Die Balintgruppe in Klinik und Praxis. 3. Bd. Springer, Heidelberg Berlin

Salinsky J (2001) Michael Balint memorial lecture: Balint groups and psychoanalysis: What have the Romans done for us? Balintgruppen und Psychoanalyse »Was haben die Römer für uns getan?« (2010) PDP – Psychodynamische Psychotherapie, 3: 183–194

Schüffel W (1988) Sprechen mit Kranken. Erfahrungen studentischer Anamnesegruppen. Urban & Fischer, München

Stoffel J (2003) An jedem Zahn hängt ein ganzer Mensch. Balint-Journal, 4: 56–60

Stubbe M, Petzold ER (1996) Beziehungserlebnisse im Medizinstudium. Schattauer-Verlag, Stuttgart

Stucke W (1991) Die Leitung von Balint-Gruppen. Deutscher Ärzte-Verlag, Köln

Trenkel A (1998) Das ärztliche Gespräch bei Balint – Versuch einer Wesensbestimmung des therapeutischen Dialogs. In: Luban-Plozza B et al. (Hrsg.) Grundlagen der Balintarbeit. Adolf Bonz Verlag, Leinfelden-Echterdingen

Trenkel A (2000) Zur Beziehung von Praxis und Theorie in der Balint-Arbeit. Balint-Journal, 1: 3–7

Vinokur V (2003) Evaluation of the effectiveness of Balint groups in different social Profession. Proceedings, Berlin, S 147–151

Weizsäcker V von (1987) Der Arzt und der Kranke. Gesammelte Schriften Bd. 5. Suhrkamp, Frankfurt am Main